U0242103

儿童心理创伤治疗

促进健康成长的
干预措施

[美]乔伊·奥索夫斯基，菲利普·斯特普卡，露西·金◎著 李爽◎译

中国纺织出版社有限公司

原文书名 Treating Infants and Young Children Impacted by Trauma: *Interventions That Promote Healthy Development*

原作者名 Joy D. Osofsky, PhD, Phillip T. Stepka, PsyD , Lucy S. King

Copyringht (year) by the (Publisher)

This Work was originally published in English under the title of: Treating Infants and Young Children Impacted by Trauma: *Interventions That Promote Healthy Development* as a publication of the American Psychological Association in the United States of America. Copyright ©(2017) by the American Psychological Association (APA). The Work has been translated and republished in the Chinese Simplified language by permission of the APA. This translation cannot be republished or reproduced by any third party in any form without express written permission of the APA. No part of this publication may be reproduced or distributed in any form or by any means or stored in any database or retrieval system without prior permission of the APA.

本书中文简体版权经美国心理协会授权，由中国纺织出版社有限公司独家出版发行。本书内容未经出版者书面许可，不得以任何方式或任何手段复制、转载或刊登。

著作权合同登记号：图字：01-2018-7214

图书在版编目（CIP）数据

儿童心理创伤治疗：促进健康成长的干预措施 / （美）乔伊·奥索夫斯基，（美）菲利普·斯特普卡，（美）露西·金著；李爽译. --北京：中国纺织出版社有限公司，2021.8

书名原文：Treating Infants and Young Children Impacted by Trauma：Interventions That Promote Healthy Development

ISBN 978-7-5180-7681-9

Ⅰ.①儿… Ⅱ.①乔… ②菲… ③露… ④李… Ⅲ.①儿童—精神疗法 Ⅳ.①R749.940.5

中国版本图书馆CIP数据核字（2020）第132276号

责任编辑：闫 星 责任校对：王蕙莹 责任印制：储志伟

中国纺织出版社有限公司出版发行

地址：北京市朝阳区百子湾东里A407号楼 邮政编码：100124

销售电话：010-67004422 传真：010-87155801

http://www.c-textilep.com

中国纺织出版社天猫旗舰店

官方微博 http://weibo.com/2119887771

天津千鹤文化传播有限公司 各地新华书店经销

2021年8月第1版第1次印刷

开本：880×1230 1/32 印张：6.5

字数：80千字 定价：49.80元

前　言

　　经历创伤事件在人群中是非常普遍的，并会增加很多重大心理问题出现的风险，如创伤后应激障碍和抑郁症；此外还会引发身体健康问题，对身体健康有害的行为如吸烟和过量饮酒，社会和职业功能受损，整体生活质量下降。由于大规模创伤性事件的发生（例如，9·11事件，伊拉克和阿富汗的军事行动，卡特里娜飓风等自然灾害），创伤已经进入了大众的视野，越来越多的人开始关注它带来的影响，寻求心理健康服务的创伤幸存者数量也随之增加。然而，尽管创伤的影响范围很广，在美国精神卫生服务提供者的本科和研究生培训计划中，创伤教育依然不是非常受重视。相关的呼吁出现在美国心理学会的杂志《心理创伤：理论、研究、实践和政策》上，如Christine A. Courtois和Steven N. Gold（2009）写的《在专业课程中需要涵盖心理创伤：呼吁大家行动起来》，以及由Anne P. DePrince和Elana Newman（2011）撰写的《以创伤为重点的培训和教育中的艺术和科学》。在本科和研究生阶段的教育中，缺乏评估和治疗创伤相关痛苦的内容，以及与之相关的临床问题，由此，为学生、研究生以及专业人员开发有效的创伤学习资源十分紧迫。

　　本系列书，"创伤治疗简明指南"，通过提供真正的转化型书籍，将最好的创伤心理学的相关科学内容带给在不同环境中从事精神卫生相关工作的专业人士，以满足这一迫切需求。为此，该系列重点关注了我们对特定创伤主题所知道的知识（和未知的知识），并关注创伤心理学的相关科学内容如何转化给不同的人群（不同人群的分类方式非常广泛，包括从发展阶段，种族，社会经济地位，性取向等方面来分类）。

该系列是美国心理学协会第56分部（创伤心理学）为推进创伤训练和教育所做的许多努力之一（例如，参见http://www.apatraumadivision.org/495/resource-directory.html）。我们很高兴与56分部以及志愿编辑委员会合作开发这一系列书籍，并出版这本由Joy D. Osofsky，Phillip T. Stepka和Lucy S. King编写的重要书籍，讲述关于对受创伤影响的婴幼儿进行治疗的相关内容。本书提供了针对出生到5岁的儿童进行创伤治疗的方法，内容实用且易于理解。Osofsky，Stepka和King整合了关于发展，临床治疗和创伤心理学最前沿的观点和知识，这对为遭受粗暴对待、忽视和家庭暴力或者其他创伤事件影响的儿童提供心理健康服务的专业人士有非常大的帮助。未来本系列的书籍将继续以这些主题为基础，致力于解决创伤治疗中的一系列评估、治疗和发展问题。

Anne P. DePrince

Ann T. Chu

丛书编辑

致　谢

　　首先，我（Joy D. Osofsky）要向我的共同作者表示感谢。Phillip T. Stepka和Lucy S. King，是你们让这本书的写作过程变得有趣。我也非常享受我们一起讨论自己的想法的过程。这本书，我希望它不仅仅能够帮助临床心理医生，也能使受创伤的儿童受益。我也非常感谢路易斯安纳大学健康科学中心精神科的海瑞斯儿童心理健康中心参与研究的研究人员、学员以及家庭，他们给了我这个机会，让我可以讲授关于儿童青少年创伤的知识，帮助他们从中恢复，同时也让我从他们的创伤经历中学习了很多。我们还想感谢为本书中介绍的疗法付出心血的同事们：Alicia Lieberman博士，Patricia Van Horn和Chandra Ghosh Ippen，我们得益于他们对儿童-父母心理治疗（child-parent psychotherapy）的知识和洞见；来自杜克大学的Robin Gurwitch博士和加利福尼亚大学的Anthony Urquiza博士，Davis，我们得益于他们对创伤后儿童的父母-儿童交互心理治疗（parent-child interaction therapy）的建议和指导；Mary Dozier博士，我们得益于他对书中的依恋与生物行为交互影响干预的应用提出的创造性建议。

　　我们也想感谢丛书编辑Anne DePrince和Ann Chu，以及美国心理学会的编辑David Becker，他们意识到了出版一本关于创伤后儿童健康发展的读物的重要性，并鼓励我们完成了这本书。他们的宝贵建议也帮助我们找到了一种合适的方式去清晰地向读者表达我们想说的内容，从而真正帮助到那些有创伤后儿童的家庭。

最后，我想对我的家人表示感谢。我的丈夫，Howard，既是我的爱人也是我最好的朋友。他对我的支持让我不仅在事业上有所成就，也让我成为了一个好母亲。Hari，Justin，Michael，我的三个孩子，他们给了我家庭的意义，我们每个人都意识到了成长的重要，也在以自己的方式不断成长，懂得了责任，学会了彼此关爱。现在，他们作为成年人，都有了自己的伴侣和孩子，带给了我作为祖母的乐趣。我真的非常感谢我的家人，不断地给我鼓励，肯定我对青少年和儿童，尤其是对那些受到创伤和暴力影响的孩子们的帮助。

Phillip T. Stepka想将这本书献给他的儿子，Jackson。Jackson适应了母亲在医学院长住期间，父亲掌管家务的生活，而且还在父亲也忙于完成本书的日子里，展现出极好的心理弹性，让家里充满了活跃的气氛和欢声笑语。

Lucy S. King 希望可以感谢她的学术导师，Mary Ann Foley，Michelle Bosquet Enlow，Joy Osofsky以及Ian Gotlib，是他们教导她在求学的路上始终秉持正直诚信，坚持不懈，积极乐观。他们一路相随的鼓励对她个人和学术的发展都是非常宝贵的。

引言：意识到创伤经历对幼儿的影响

除了传言之外，研究也表明，许多儿童都会在非常敏感的婴儿期以及童年早期经历创伤事件，并且这种创伤事件的范围是非常广泛的（Osofsky，2011）。事实上，Briggs-Gowan和同事们（2010）研究1000个幼年儿童的代表性样本发现，到2~3岁时，大约26%的孩子经历过创伤性事件，其中14%遭受过暴力。这让这一群体的脆弱得到了关注，生活在具有更多危险因素环境中的孩子们更有可能经历创伤性事件和暴力。例如，贫困地区49%的儿童都有过创伤经历，并且他们遭受暴力的可能性是其他地区儿童的2~5倍。研究者们发现了童年遭受创伤经历的剂量-反应效应（dose-response effect），就是说，儿童的创伤经历越多，在之后遇到长期问题的可能性就越高。具体地说，一项针对童年期不良经历的研究（Felitti & Anda，2010）发现，个体在童年期经历的不良事件（例如，家庭暴力、药物滥用、忽视等）越多，在成年之后患上心理以及生理疾病（例如，抑郁、焦虑、心脏病）的可能性也越大，这个研究我们之后在书里会进一步讨论。这个研究表明，早期遭受的创伤可能会造成个体在之后的社会生活中遇到一些问题。童年遭受创伤越多的个体，其在以后的社交和生活中会遇见越多的问题，例如失业、家庭暴力、父母养育问题以及犯罪行为，并且对医疗健康服务和社会服务的利用率也越高。

这些研究结果也表明，我们应该重视婴儿期和童年早期遭受的创伤，在心理健康和其他方面给予相应人群必要的指导。创伤，无论是意识到的还是没有意识到的，都是造成儿童心理健康问题的重要因素。我（Joy D. Osofsky）曾于1996年在哈瑞斯中心的婴幼儿心理健康中心工作，那时候我们就想努力让人们重视童年创伤。感谢来自欧文·哈瑞斯的资金，哈瑞斯中心在路易斯安那州立大学健康科学中心的精神卫生学部建立起来了，并且一直致力于改进婴幼儿心理健康培训方案，落实以实证为基础的相关实践和服务（Osofsky, Drell, Hansel, & Williams, 2016）。

哈瑞斯中心最早的案例之一是这样的，有一对2岁11个月的双胞胎男孩儿，他们在2岁4个月的时候目睹了自己的父亲枪杀了母亲（Osofsky, Cohen, & Drell, 1995）。我们接收这两个孩子的时候，他们刚从别的州搬到本地和外公外婆一起住。其他的机构都表示不知道该如何帮助这两个孩子，他们的心理健康状况已经出现了较为严重的问题。虽然他们很可爱，但是他们出现了严重的行为失调，只会说一些简单的词语，其他人也很难听得懂。在帮助他们的过程中，我们了解到，重度创伤会导致幼年儿童出现"停滞""分离"，并且难以集中注意力。虽然那个时候对于是否能诊断出婴幼儿的创伤后应激障碍有很多质疑的声音，但是这两个孩子已经表现出了许多诊断性特征，包括重复、强迫动作、

"应激源"（例如红色）可引起重复创伤体验以及遇到一些与母亲相关的物品和个体时产生回避和分离。我们用高强度的训练和治疗帮助这两个孩子和他们的外公外婆，帮助他们"回到正轨"，在日后可以正常发展。同时，这两个孩子也帮助我们制定了帮助被创伤影响的儿童和他们的家庭的方法。20年前的这段经历对于我们中心产生了深远的影响，让我们坚定不移地努力，去帮助有创伤经历的婴幼儿，让他们的人生有所改善。

我们努力用这些年来的经验来破除人们认为婴幼儿不会受到创伤影响的误解，试图让大家知道早期的治疗和干预可以对孩子产生积极影响。我们所做的努力中，非常重要的一部分得益于心理学家、精神病学家、儿科医生、社会工作者和其他健康方面的专家在该领域做出的教育，教育的内容包括创伤对婴幼儿的影响，以及一些已经取得成效的治疗方法。许多临床医生都学习了这些治疗方法，包括怎样理解孩子，理解他们的感受，尤其是当孩子还太小不能用语言表达自己的时候。游戏是孩子们重要的交流方式，一些作家甚至说"游戏是孩子的语言"（Landreth，1983）。所以，临床医生必须懂得观察的重要性，只有通过观察我们才能得知小孩子的感受。受创伤影响的婴幼儿普遍都会表现出强烈的情绪：他们会表现出行为失调，尤其是攻击性或者回避性行为。

为了解释清楚这些问题，这本书的目标主要有两个。第一，我们会尽可能清晰地阐明不同类型的创伤对儿童发展的影响。第二，在上述理解的基础上，我们进一步对每一种影响进行评估，并介绍有效的治疗方法。同时需要建立创伤–通知系统（trauma-informed systems），来强调早期压力和创伤这一公共健康领域的重要议题。创伤–通知系统不仅可以识别出创伤对儿童及其家庭的影响，也能在尽力保证孩子安全的同时，帮助我们建立起防止孩子受到再次伤害的政策和规则（Howard & Tener，2008；Ko et al.，2008）。

美国国家儿童创伤性应激网站（National Child Traumatic Stress Network， NCTSN）也对创伤–通知系统的建立十分地重视，大力支持这一对于孩子和家长都十分有利的服务系统。并且NCTSN也强调了让孩子和家长了解关于婴幼儿创伤后应激障碍的知识的重要性，这些知识会帮助家长识别孩子的症状，从而给孩子更好的照顾。在这个系统中，创伤有关的意识、知识和处理技术都可以有机地融入组织文化、实践和政策中，从而使每一个与受创伤儿童有接触的个体都被纳入进来。创伤–通知系统的实现也意味着尽可能充分地使用现有的科学知识和手段，帮助受创伤影响的孩子们恢复健康。

NCTSN已经为心理健康工作者和提供儿童服务的体系制定了兼容创伤–通知系统的指导方针，包括①对创伤和相关症状进行常规筛查；②应用基于文化的评估和治疗方法；③让儿童、家人和相关工作人员都可以了解创伤的影响和治疗方法；④努力使受创伤影响的孩子和家庭从创伤中恢复，加强对易受创伤的儿童及其家庭的保护；⑤阐明来自父母以及抚养者的创伤对家庭的影响；⑥重视并加强儿童服务系统的连续性和合作性；⑦维持对员工充满关爱的环境，防止员工受到二次创伤，增强员工的心理弹性。上述的内容对儿童服务系统至关重要，每个服务体系都需要遵守这些要求，并且每一位员工都应该经过专业的训练。

父母-儿童关系的重要性

阅读本书，读者将会意识到父母-儿童关系对经历过创伤事件的婴幼儿非常重要。因为与稍年长的孩子相比，婴幼儿理解和应对创伤经历的能力是非常有限的，他们的安全感来自于一段充满信任和支持的关系，而这往往都是与父母或者其他抚养者之间的关系。因此，父母和抚养者需要能够理解婴幼儿的行为，并且保护他们，让他们在心理上和生理上都感到安全（Bowlby，1988）。

当婴幼儿经历创伤事件后，他们在关系中的信任感就会受到损伤；如果他们成为了自己照料者的施暴对象，或者目睹了自己的照料者向他人施暴，他们往往会出现情绪失常以及行为失调，他们对自己和他人的认知也会受到影响。举个例子，如果一个孩子的父亲实施家庭暴力，并因此入狱，那孩子会变得异常活跃、焦虑，但是与此同时也会表现出对父亲的思念。这种情况非常普遍。其他成年人可能会说这个孩子的父亲是"坏人"，但是对于孩子来说，父亲在自己的成长过程中又是不可或缺、至关重要的一个角色，听到这样的话，孩子就会非常的困惑。孩子经历了创伤和长期的焦虑，他们就会觉得未来还会有负面、消极的事情发生，甚至会觉得这些都是自己的错。对于那些在儿童福利系统中的孩子，有些就算被安置到了一个充满关爱、关系非常和谐、稳定的家庭中，这些消极的感觉和认知还是会继续伴随着他们。正因为如此，善解人意的、基于关系的治疗会大大改善这一情况。

家长们也会因为同样的暴力事件受到创伤，例如家庭暴力，这样一来，家长们也就不能给他们的孩子提供情感上的支持。婴幼儿遭受创伤后常常会出现退行，会出现更频繁的哭泣、害怕分离、攻击性以及一些睡眠或者进食问题。学龄前儿童如果遭受创伤会缺乏自信、攻击性强、焦虑并且胆小，在社交情境中会表现出分离焦虑、重复自己所看到的或者体验到的行为、抱怨头痛或者胃痛，并且当那个成年的施暴者或者攻击者出现的时候会表现出恐惧。创伤经历还会影响孩子的发展，尤其是社交和情感发展。正因为如此，父母和孩子一起去面对创伤后的治疗和生活是非常重要的，父母有时候还需要分享自己之前可能对现在的生活造成了困难的经历。

不利童年经历的研究

不利童年经历（The Adverse Childhood Experiences，ACE）研究是在美国凯撒医疗机构（Kaiser Permanente）进行的。参与研究的被试约有18000人，这是在焦虑和创伤对个体一生幸福的影响方面规模最大的研究（Felitti et al.,1998）。虽然ACE研究是回忆形式的（即成年人就自己过往的经历接受访谈），但是这一研究为建立早期焦虑和创伤对一生幸福的累积风险模型起到了重要的奠基作用。

我们需要意识到，童年早期创伤经历的数量对于它带来的负面结果的程度有很大的影响。来自存在家庭暴力、持续虐待或者精神疾病的机能失调的家庭的婴幼儿，更可能出现创伤后应激障碍。因为这些创伤经历往往会直接、多重地在他们的生活中出现，并且在经历创伤事件之后缺乏来自家庭的支持。早期有过多次创伤经历的婴幼儿更有可能会出现神经生物学层面的问题，包括脑部异常和生物应激反应系统失常，以及社会心理层面的问题。这些影响的表现形式和强度会随着时间而变化。在学龄阶段，孩子的社交问题和低自我效能感会很明显。当孩子进入青春期，他们的冒险倾向会明显增高，出现相对较多的风险寻求行为，包括抽烟、过量进食、缺乏锻炼、物质滥用以及滥交，并因此影响他们的健康和社交状况。这时，一些以实证为基础的预防措施、干预以及治疗是非常重要的。这些措施以及疗法具体会在第二、三以及第四章介绍。

在最初的ACE研究的基础上，研究者们又对一些特殊人群做了进一步研究。这些研究有助于扩充我们对创伤经历带来的影响的知识，从而加深理解。费城的城市ACE研究使用了原ACE研究的9个指标：生理上的、性方面的或者情绪上的虐待；生理上的或者情绪上的忽视；目睹家庭暴力；和物质滥用的人、有心理或精神疾病的人、入狱的人在一起的生活经历，除此之外，还加入了5个城市ACE的指标（Health Federation of Philadelphia，2016）：经历种族歧视、目睹暴力事件、住在环境不安全的街区、生活在寄养的环境中、经历了霸凌。这一研究访问了该城市1784个18岁以上的居民，受访者来自多种社会经济水平、宗教以及种族背景。研究形式为电话访谈，回应率达到了67%。将这一研究与凯撒医疗机构的研究进行比较后发现，费城的ACE研究结果中呈现了更多的情绪上的、生理方面的、性方面的虐待以及生理忽视的创伤经历。因此，研究者得出结论：生活在更危险的城市的个体会经历更多的童年创伤事件，并出现生理发展以及心理健康问题。

另外，旧金山青少年关爱中心（the San Francisco-based Center for Youth Wellness）发表的《隐藏危机》（C. Chen，2014）也来源

于一个相关研究，该研究从27745个生活在加利福利亚的成年人身上采集了4年（2008，2009，2011，2013）的数据。对这些成年人的健康检查结果再次揭示了童年创伤经历对生理、心理以及情绪健康的影响。因此，我们认为创伤–通知系统可以防止早期的创伤经历，从而进行更有效的干预，要建立这个系统，用ACE对青少年进行筛查具有重要意义。研究结果也表明了，与其主观判断某个出现行为问题和情绪失常的孩子"是哪里出了问题"，不如直接去问孩子或者其照料者"发生了什么吗？"这些研究结果为创伤治疗工作提供了方向，我们在之后会结合建立儿童创伤—通知系统进行更详细的阐述。

对多重伤害的研究

人际交往中的创伤经历，或者由他人造成的创伤，会对个体造成非常重大的损害。Finkelhor和他的同事们（Finkelhor, Ormrod, & Turner, 2007; Finkelhor, Turner, Hamby, & Ormrod, 2011）开展了一系列基于人口的研究，关注儿童经历的累积人际间创伤，也被他们称为多重伤害（polyvictimization）。这一研究的样本有2000多名2至17岁的孩子，研究形式为电话访谈儿童或者婴幼儿的照料者。在访谈中，研究者询问发生在孩子的家庭或者社区中的暴力事件，例如身体攻击、性侵犯、入室盗窃；妨害儿童福利的事件，如虐待、忽视或者亲属诱拐；孩子经历的战乱或者社会动荡；以及霸凌。研究者发现，报告经历过某种类型的伤害的孩子，例如性侵或霸凌，有很大一部分在之前的一年中也受过其他类型的伤害。换句话说，当经历了某一种伤害之后，又面对其他的多种伤害是一种非常普遍的现象。尤为重要的是，多重伤害会造成多种创伤后症状，并且其对心理健康造成的负面影响也远远大于单一的伤害。在这些研究的基础上，Finkelhor和他的同事们（2007，2011）强调，为了更好地了解那些会导致创伤症状的消极经历，必须要系统地研究儿童所经历的多重伤害产生的累积效应以及相互影响。经历了一种伤害的孩子，不仅在当时有更大的可能性会经历更多的伤害，在未来的生活中，他们也有更大的可能性会遇见其他不利情境，例如生病、意外、失业、物质滥用以及心理疾病。本书作者认为，需要有一种更加全面的方法来识别那些有遭遇消极事件风险的孩子，也需要设置相关的治疗和公共政策（Finkelhor et al., 2007, 2011）。

本书的大纲

在第一章，我们回顾了早期创伤对心理生理发展影响的相关研究，包括大脑和生理、认知和语言能力、情绪和人际关系。此外，我们区分了不同类型的创伤经历对婴幼儿的影响，其中重点阐述了粗暴对待（虐待和忽视）和家庭暴力。

第二、三、四章将会介绍三种以实证为基础的疗法：儿童-家长心理疗法，依恋关系以及生物行为干预疗法，家长-儿童互动疗法——这三种疗法也被用于评估受到创伤事件影响的儿童，并为他们提供帮助。每一章节都阐述了一种疗法的理论基础、目标、评估手段、实证依据和相应的补充策略。读者需要意识到，最重要的是，在问题随着孩子长大而变得严重之前，我们已经有了有效的尽早开始干预治疗的方法。所有的疗法不仅仅是为了孩子，也是为了修复和维护照料者和孩子的关系。我们想传达的一个非常重要的信息就是，孩子的照料者、孩子所在的环境以及孩子，都会受到创伤事件的影响。

第五章会介绍不同疗法的使用情境，帮助读者了解不同疗法的适用对象（Fonagy et al., 2014）。我们在这一章中提供了一份指南，帮助读者理解评估过程中的细则，并选择最适合孩子和照料者的疗法，从而更好地帮助他们。读者们需要明白，书中所描述的三种疗法结合了对婴幼儿行为发展规律的理解，同时融合了社会文化的视角，在与儿童和家庭工作的过程中，将他们的文化背景和信仰考虑进来。后记会补充介绍一些关于婴儿心理健康以及创伤领域的知识，并且为未来的方向提供一些建议。

这本书的主要目标是帮助临床工作者了解如何识别和理解创伤经历对婴幼儿的影响，了解实证支持的、对儿童发展轨迹和心理健康有所帮助的治疗方案。为了让大家对这个方面有足够的重视，扩充这一领域的相关知识，所有的心理健康方面的专业工作者都应该受到相关训练，掌握婴幼儿心理健康理论、相关研究进展以及疗法。虽然近年来很多培训和临床护理项目都包含了婴幼儿心理健康方面的内容，但是现在依旧很少有专门关于儿童心理健康的项目，心理学博士预科期间的相关的实习、博士后研究职位和这一方面的儿童心理咨询师也很少有（Osofsky et al.，2016）。大多数项目都不太关注评估和治疗婴幼儿的训练，以及对儿童心理治疗的介绍。但是，现在有大量的证据表明，正如美国心理学会临床心理学手册介绍的，我们非常需要基于实证的对幼年儿童有效的疗法，且已经取得了一些进展（Osofsky，2016）。有许多其他疗法对受到创伤经历影响的稍年长的孩子有所帮助，如创伤焦点认知行为疗法，本书主要介绍三种专门为六岁以下儿童设计的疗法。

专门的训练对儿童创伤后应激障碍的早期识别和治疗非常重要，因为很多儿童创伤后应激障碍的症状都会被误解并被误诊为发育迟滞、脾气坏或者行为问题（ZERO TO THREE，2005）。此外，很多针对儿童的临床工作者所学习掌握的疗法都是将孩子与其家长分开，分别进行治疗的。虽然这样的治疗方法在一些案例中是恰当的，但是对这样的儿童来说未必适合，他们的问题最好放在人际情境中解决。现在，关于大脑发展这一领域的知识正在快速更新，在生命早期创伤的即时和长期影响这一领域也是同样。因此，对于心理学家及其他心理健康和精神卫生专家来说，在治疗受创伤影响的婴幼儿这方面，接受以实证为依据的培训是非常重要的。此外，对于少数民族群体以及贫困的家庭来说，他们可以得到这方面的帮助的资源更加有限，但是在这些家庭当中，压力和创伤却会更加频繁地发生（BriggsGowan, Carter, & Ford, 2012; Shonkoff et al., 2012）。因此，专业的训练和技术援助还需要推广和普及，来缩小差异。在这一工作的开展过程中，心理学家可以抓住这一机会，起到引领作用，为孩子的心理健康提供更多的专业服务，其中包括在不同发展阶段受到创伤经历影响的婴幼儿。

近几年来人们发现，当孩子处在一个关系情境中时，其行为、言语等可以更好地被理解。早期发展的质量对于之后的结果非常重要，因此，在阐述成年后的心理健康问题和精神状况时，去了解其早期发展情况是至关重要的。因为我们描述的问题都是发生在生命的早期，所以读者们将会意识到早期的创伤经历会影响孩子一生的发展，包括行为发展、情绪以及一些心理健康的难题。这些难题可以通过适当的干预、支持以及治疗得到解决或者缓解。此外，有一些经济上的证据表明，在教育和公众健康建设的层面对预防、干预、治疗的投资，会在学习、生产和对社会做出的贡献方面得到丰厚的回报（Knudsen, Heckman, Cameron, &

Shonkoff, 2006）。

我们希望本书的读者能够了解到，在早期使用以实证为基础的疗法可以预防创伤经历带来的消极影响，并显著改善儿童未来的发展状况。

目 录

第一章　早期创伤经历对发展的影响

我们早年的经历对我们之后会成为怎么样的人有至关重要的影响，这一观点长久以来都是心理学领域较为核心的观念。但是令人感到惊讶的是，很多人依然不相信婴幼儿会受到早年创伤经历的影响，他们认为就算婴幼儿真的被影响了，那在之后的成长过程中，也会自然而然地摆脱创伤经历带来的不利影响。虽然有很多孩子在面对困境的时候表现出了惊人的自我修复能力和心理弹性，但是越来越多的研究表明，虽然早年经历的事件会逐渐离孩子们远去，对它们的记忆也会逐渐变得模糊，但是这些事件对生理、认知以及社会情绪的发展仍然有显著影响。

在这一章中，我们回顾了关于早年创伤经历怎样影响婴幼儿发展的相关研究和理论。我们也提供了相关信息，表明儿童的发展是如何被影响的，创伤经历会起到怎样的消极作用，而细致、回应性的关爱将怎样积极地改变孩子的发展。这些内容从以下几点提供了详细的证据：①虽然婴幼儿会经历不同的创伤事件，但其中影响最大的是粗暴对待，包括身体虐待、性虐待和忽视；②在发展的过程中，由创伤事件引起的各个方面的发展中断都会引发以后童年期、青少年期以及成年期的问题；③照料者提高对孩子照料的质量会显著减轻创伤事件带来的影响，并且有助于孩子的恢复；④对受到创伤事件影响的婴幼儿的治疗应该尽早开始，并且治疗对象不仅是孩子本身，还要重视其照料者以及孩子和照料者之间的关系。

婴幼儿可能遭遇的创伤经历类型

正如我们在引言里所说，在童年早期经历创伤事件是非常普遍的，尤其是对于生活在贫困家庭的孩子。在接下来的内容里，我们会详细阐述孩子在童年早期经历的粗暴对待和家庭暴力的相关内容。因此，这一章我们会主要集中在创伤的这几个类型上。

粗暴对待

虽然，家长和其他的照料者非常重要的职责之一就是保护孩子免受外部伤害，但不幸的是，他们自己有时候会因为虐待或者忽视成为造成伤害的源头。事实上，很多有关早期创伤的影响的研究，都聚焦于来自照料者的粗暴对待。这类研究背后的理论依据就是：婴幼儿的发展依赖于其察觉到的照料者的行为信息（Bowlby, 1988），并且当照料者没有提供足够积极的环境信息（例如，细致地回应孩子的焦虑和探索欲望并进行鼓励）或者传达出了消极的信息（例如，言语或者身体上的伤害；Humphreys & Zeanah, 2015）时，孩子的发展会受到影响。

虐待儿童（child maltreatment，下文中也译作粗暴对待）可以被定义为针对儿童的、不符合社会规范且会对生理或者心理产生伤害的行为。根据这一定义，可以将粗暴对待划分为身体虐待、性虐待、情感虐待以及忽视。造成儿童被粗暴对待的原因有很多，并且常常与代际之间的粗暴对待的经历以及父母的因素有关，例如父母的药物滥用或者心理疾病（Appleyard, Berlin, Rosanbalm, & Dodge, 2011）。如图1-1所示，婴幼儿明显会有被粗暴对待的风险。根据美国卫生与公众服务部（Department of Health and Human Services，DHHS）的统计，2013年，儿童保护服务组织（Child Protective Services，CPS）报告了350万起儿童遭到粗暴对待的案例，涉及640万名儿童（儿童福利信息中心Child Welfare Information Gateway，2015）。在这些案例中，对61%（110万）的事件进行了深入调查，约有

67.9万名儿童被确认遭受虐待。不同性别间，男孩子和女孩子受到虐待的情况没有差异，而不同年龄间，越小的儿童受侵害的可能性就越高。实际上，正如图1-1所示，在1岁以内的孩子受到侵害的比例是最高的。此外，因为遭受到粗暴对待而死亡的案例中，81%的受害者是0~3岁的儿童。

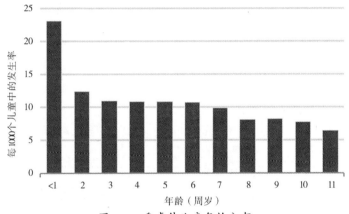

图1-1　受虐待儿童年龄分布

根据年龄统计的遭受粗暴对待的儿童。数据来自《儿童粗暴对待2013》（第22页），美国卫生与公众服务部，儿童和家庭管理部门，儿童、青年和家庭管理处，儿童局，2015年。数据来自http://www.acf.hhs.gov/programs/cb/research-data-technology/statistics-research/child-maltreatment。公共版权。

在儿童粗暴对待的案例中，75%的案例会被忽视（儿童福利信息中心Child Welfare Informafion Gateway，2015）。除了不能满足儿童的生理需求之外，忽视还包括没有满足儿童的社会情感需求、医疗需求以及受教育需求（Stoltenborgh，Bakermans-

Kranenburg, & van IJzendoorn, 2013）。

　　因为忽视常常与虐待同时发生，所以很难识别出仅仅由于忽视对儿童发展造成的影响。实际上，研究者们已经注意到，在对儿童粗暴对待的研究主题中，"对儿童忽视"这一议题也常被忽视（Stoltenborgh et al.，2013，第1页）。然而，在这一章中我们将一起回顾一些重要的实证研究，关注在孤儿院生活而没有受到正当照顾的儿童。虽然在某些方面，这类研究的可推广性不强（亦即，被家长忽视的儿童可能会有不同的经历），但是仍然清晰地揭示了儿童的发展是建立在情绪和生理两方面需求的满足之上的。相似的是，关于情感虐待对儿童的影响的研究揭示了对儿童给予适当的情感回应的重要性。情感虐待是非常普遍的，世界范围内大概有35%的儿童会受其影响（Stoltenborgh, Bakermans-Kranenburg, Alink, & van IJzendoorn，2012）。尽管情感虐待不是CPS最初对儿童虐待开展调查的原因，研究表明情感虐待对心理健康的影响和身体上的虐待、性虐待或者忽视带来的影响是同样严重的，甚至比它们带来的影响更严重。最近有一项研究，研究对象是美国的2000多名来自不同民族的儿童，其结果也证明了，从精神病学和行为学角度，情感虐待造成的有害影响与其他形式虐待的影响相当（Vachon, Krueger, Rogosch, & Cicchetti，2015）。

关于儿童虐待和忽视的研究和调查面临的一个重要挑战就是，这一类的经历往往没有被报告。2013年CPS所收到的报告中，有2/3是由专业人士（例如，教育者、执法人员、日托所的工作人员、医生或者心理咨询师）依法规要求将虐待事件进行上报的（Child Wellfare Inforwation Gatewoy，2015）。这也就意味着，受害者、父母、其他家庭成员以及朋友主动报告儿童粗暴对待的可能性很小。尤其是婴幼儿缺乏识别和用言语表达的能力，而且所有的儿童都害怕得到报复性的惩罚，或者会因为被粗暴对待而感到羞愧，儿童有时候会觉得自己之所以会被这样对待是自己的错。家长们往往也意识不到自己对孩子的行为其实是一种粗暴对待，会产生非常不好的影响。例如，家长们可能不会觉得自己缺乏对孩子的情感支持和回应是一种粗暴对待。此外，很多家庭成员或者社区成员，因为其所处社会环境的文化习俗，默许了对孩子进行肉体上的惩罚；大多数人不知道研究表明这种肉体的惩罚和儿童适应不良有关（Lansford et al.，2014）。DHHS2013年的报告中显示，在被CPS识别为受到粗暴对待的儿童中，有18%的人经历了身体上的虐待。在本书的第三章，我们会介绍相应的干预疗法，聚焦于增进父母如何正确认识自己的行为及其会对孩子产生怎样的影响。

性虐待是粗暴对待中尤其被污名化的一种形式，并且往往不会被报告。性虐待包括了所有他人与一名儿童之间未得到儿童同意的性行为，这种未受到儿童同意可能是因为儿童并不愿意，或者是儿童受年龄或智力发展水平所限还没有同意这件事的能力（Berliner & Elliott，2002）。最近的数据表明，2013年CPS的案例中，有9%涉及了性虐待（Child Welfare Information Gateway，2015），并且据估计，受到性虐待的儿童有1/7在6岁以下（Berliner & Elliott，2002；Snyder，2000）。此外，就算有些性虐待事件被报告了，也没有受到医学或者法院取证的支持。经历了性虐待的婴幼儿会感受到羞耻和自责。并且这些儿童之后往往会对自己的身材形成负面的认知，出现心理退行，以及不当的性行为。

家庭暴力

除了经历虐待而受到直接的伤害之外，婴幼儿会因为目睹父母或者其他家庭成员之间的暴力行为而受到间接伤害。这些暴力行为包括语言恐吓、替代性攻击（例如，摔东西、打碎物品、捶墙壁等）、对成人或者儿童的身体攻击（例如，打、掌掴、推搡、踢、掐脖子等）。美国司法部一项对约4500名儿童进行的调查显示，25%的孩子经历过某种形式的家庭暴力，其中0~5岁的孩子占比17%（Hamby，Finkelhor，Turner，

& Ormrod，2011）。与粗暴对待相似，家庭暴力对儿童是非常有害的，因为孩子的照料者参与其中，而孩子的照料者在儿童早期有至关重要的作用，因为他们本应该给儿童提供保护（Bosquet Enlow，Blood，& Egeland，2013）。受到家庭暴力影响的儿童不会使用合适的、有效的、安全的行为来表达愤怒，这就可能会导致发展成为长期的攻击性行为。

因为发展水平的限制，儿童不会使用合适的方式来处理和调节恐惧。例如，虽然稍年长的儿童对家庭暴力的通常反应是对父母大叫让他们停止、试着逃离、或者大叫求助（Hamby et al.，2011），但婴幼儿无法用这些可能有建设性的方法来处理。与儿童有限的能力同时出现的是儿童对父母间冲突的敏锐觉察能力。父母往往都会认为孩子不会察觉到家庭暴力，但是即使是熟睡中的婴儿，尤其是在日常生活中经常经历父母间强冲突的孩子，对愤怒的声音都会产生非常强的神经反应（Graham，Fisher，& Pfeifer，2013）。

创伤对神经和心理发展的影响

在生命的最初几年，生理上的发展是飞快的。举个例子，在健康的婴幼儿的大脑中，突触（神经元之间的连接结构）

形成的速度峰值可以达到每秒2百万个（ZERO TO THREE，2012）。理论表明，生命早期的几年是一个敏感时期，这一时期儿童的可塑性让他们对外界环境十分敏感，容易因为外界事件的影响而发生生理性的变化，从而影响儿童未来的生理、社会情感和认知功能的发展。虽然有些经历，例如细致的照料、认知刺激可以产生"扩展-发展"的长期循环，对儿童发展起到修复作用（Fredrickson，2004），创伤经历仍然会造成持久的消极影响（Shonkoff et al.，2012）。在这一章，我们会一起回顾一些理论和研究，去了解早期的创伤对大脑以及生理发育产生的影响。

创伤与生物反应、生物调节

早年的创伤经历会对儿童未来应对焦虑和恐惧的生理系统产生影响，包括①下丘脑-垂体-肾上腺轴（the Hypothalamic-pituitary-adrenal，HPA）；②自主神经系统；③杏仁核和前额叶皮质的神经环路。这些系统控制着个体的压力反应（Stress reactirity，指对应激物做出反应的速度和强度）和应激反应（stress regulation，指对上述压力反应做出调节和控制的趋势）。在有些极度可怕或者压力过大的情境中，儿童可能会产生生理上的失调，以致压力反应异常和应激反应受损。尤其重要的是，生理上的失调会带来心理和躯体上的消极结果，包括抑郁（LeMoult，Chen，Foland-Ross，Burley，& Gotlib，2015）、焦虑（Dierckx et al.，2012）、创伤后应激障碍（post-traumatic stress disorder，PTSD；Weems & Carrion，2007），注意力缺陷多动障碍（attention deficit hyperactivity disorder，ADHD；Isaksson，Nilsson，Nyberg，Hogmark，& Lindblad，2012）以及其他的行为问题（Doom，Cicchetti，& Rogosch，2014）。

创伤与下丘脑-垂体-肾上腺轴、自主神经系统

HPA轴控制着皮质醇这种"应激激素"的释放和调节，在遇到应激源的时候皮质醇会迅速增加，达到峰值之后开始下降。虽然HPA的反应会有所延迟，它所控制释放的皮质醇在应激源出现的大约20分钟后到达峰值，但是自主神经系统（autonomic nervous systerm，ANS）的反应却是即时的，可以被理解为身体的"战斗或逃跑反应"，包括交感神经活动（肾上腺素的释放、心率和呼吸速率的增加），和副交感神经活动（让身体回到静息态）。HPA轴和ANS的灵活性让身体在面对压力事件的时候处于一种动态平衡的状态（McEwen，Gray，& Nasca，2015）。因此，HPA轴和ANS的适度反应对人的适应性有重要作用。

根据适应超负荷理论，如果在生命早期，生理性的压力

反应和应激反应长期处于激活状态，那么这种损耗最终会导致个体出现系统性故障以及随之而来的健康问题（McEwen & Wingfield，2003）。其他理论，包括关于个体对环境和生物学感受性（biological sensitivyty to context）和关于易感性差异（differential susceptibility）的理论，认为儿童的发展取决于个体先天的反应倾向和外界环境质量的交互作用（Ellis，Boyce，Belsky，Bakermans-Kranenburg，& van IJzendoorn，2011）。虽然研究的结果并不一致，但是研究也有一致的发现，即经历虐待或忽视的儿童的HPA轴反应会减弱，标志着这一系统无法对应激源做出反应（Bruce，Fisher，Pears，& Levine，2009；Cicchetti & Rogosch，2001；Jaffee et al.，2015）。虽然这一反应系统的减弱在短时间内有利于个体应对外界持续的创伤事件，但是从长远的角度来看便会对心理和生理健康产生伤害。

对孤儿院和寄养家庭孩子的成长的纵向研究揭示了生命早年缺少照料（如，忽视）对个体未来的心理健康会产生的消极影响，而后来的照料将会改善个体对压力事件的生理反应和调节系统。布加罗斯特早期干预项目（Bucharest Early Intervention Project，BEIP；Nelson，Fox，& Zeanah，2014）发现，长期生活在社会福利机构中的儿童，在面对一系列社会心理焦虑源时，普遍会表现出HPA轴和ANS活动减弱（McLaughlin et al.，

2015）。人类生命早期的生理可塑性会让个体受到压力更深的伤害，但是也让通过干预治疗让生理反应恢复成为可能。事实上McLaughlin和他的同事们（2015）发现那些最终可以受到以家庭为基础的照料的孩子，他们的这些生理反应系统可以恢复到与从没有在福利机构待过的孩子更相似的水平。这些结果都表明了童年早期的照料环境与HPA轴以及ANS的发展有因果关系，早期对儿童的照料剥夺（例如，忽视）会对应对压力的系统造成持续性影响。但是，提升照料质量的干预治疗可以使那些异常的生理系统正常化。尤为重要的是，BEIP的研究结果已经促使罗马尼亚的政策发生了改变，在那里禁止寄养机构收留2岁以下的儿童（Nelson et al.，2014）❶。童年早期的照料对HPA轴产生的重要影响也在监测皮质醇昼夜节律的研究中被再一次证实了。除了对急性压力事件做出反应，HPA轴也调控着皮质醇在一天中的释放。在正常发育的个体中，皮质醇遵循一个固

---

❶ BEIP在进行过程中受到严格监管，从而保护弱势的被试，并在涉及安置他们的问题上执行不干预的政策。尤其，当有儿童在布加勒斯特当地儿童保护委员会的指引下，被收养或者被送回他的原生家庭时，研究组不会干预。这一研究的伦理问题已经过详细讨论（Miller，2009；Millum & Emanuel，2007；Nelson, Fox, & Zeanah，2014；Rid，2012；Zeanah, Fox, & Nelson，2012）

定的规律，就是它会在早上醒来达到峰值（亦即，皮质醇唤醒反应），然后逐渐下降，在入睡前到达最低水平。与研究急性压力下的皮质醇反应结果相似，监测皮质醇昼夜节律的研究也发现，早期创伤经历会使这一生理反应变得迟钝，具体表现为个体早上皮质醇的峰值降低，并且全天内下降趋势较为平缓。皮质醇的这一反应模式也已经在那些童年早期经历过创伤事件的个体身上被发现了（Cicchetti & Rogosch，2001；Kuhlman，Geiss，Vargas，& Lopez-Duran，2015）；在那些经历过虐待或者忽视的儿童身上也同样发现了这一模式。例如，Bernard，Zwerling和Dozier（2015）发现婴儿时期经历了粗暴对待的孩子，在3~6岁的时候会表现出这样的皮质醇昼夜节律问题。并且，这种失调还与更多外化的症状相关。

　　然而，对于长期处于应激状态而皮质醇节律异常的儿童，积极的父母照料将起到很大帮助作用。例如，Bosquet Enlow，King以及其同事们（2014）在6个月大的婴儿身上开展了一项研究，发现在处理亲子之间的压力事件时，如果母亲提供敏感细致的回应和照料，可以促使婴儿产生适应性反应和应激调节，具体表现为HPA轴和ANS的反应在母亲离开（焦虑源）时变强，但是当母亲回来时其生理反应回到基线水平（恢复）。相反，如果婴儿的母亲没能提供敏感细致的照料和回应，那么婴儿在面临焦虑源时生理系统的激活会高于正常激活水平，并且无法回到基线值。婴儿身上出现的这种增强的生理反应可能会导致之后的HPA轴和ANS的迟钝（Gunnar & Quevedo，2007）。正确、积极的照料可以阻止这一消极的发展趋势。

创伤与杏仁核、前额叶皮质

儿童面对恐惧时的神经系统反应（涉及杏仁核、前额叶皮质）方面的研究也证实了，积极的父母照料对儿童的压力反应和应激反应系统有所助益。杏仁核是大脑中的一个对情绪反应十分重要的对称的结构，在生命的早期尤为活跃（Gee et al.，2013b）。而前额叶皮质（PFC）理论上是对情绪反应进行自上而下的调控的区域，其活动性在这个时期较弱。有假说认为儿童"不成熟"的杏仁核–前额叶功能连接可以解释他们早期的恐惧以及分离焦虑（Gee et al.，2013b）。正如HPA轴和ANS，杏仁核–前额叶环路在个体早年的可塑性也增加了其对环境因素的易感性。

这个神经连接对调节情绪反应是非常重要的，如果婴幼儿在这方面有所欠缺，那么他们要怎么学会成功地从消极紧张的情绪状态中恢复呢？研究表明在生命早年的敏感时期，来自于父母的刺激会帮助减弱杏仁核的激活，从而有助于调控情绪反应（Gee et al.，2014）。理论上来说，父母提供的稳定的照料有助于儿童在发展中减弱杏仁核的激活，增强前额叶皮质的活动，并在青春期形成较成熟的反应模式，从而在此之后能够独立地、有效地面对有挑战性的情绪刺激（Callaghan & Tottenham，2016）。来自母亲的积极养育对至关重要的杏仁核和前额叶皮质的功能连接有促进作用，有假设认为早期对儿童照料的剥夺和忽视可能导致杏仁核–前额叶环路的发展异常。

有研究结果表明，那些在生命早期不能依靠照料者来调整杏仁核反应性的儿童，在神经环路的发展上会表现出和其他孩子的不同。在Gee和其同事（2013a）开展的一项对福利机构养育儿童的研究中发现，他们的杏仁核–前额叶皮质环路的发展加速了，从而表现出了更成熟的杏仁核–前额叶皮质的功能连接。尽管这种加速发展也可能带来潜在的补偿性效应，但是他们在面对恐惧面孔时杏仁核的激活反应还是会强于在正常家庭中长大的孩子。虽然这些还没有被完全解释清楚，但是有过创伤经历的儿童过早产生类似成人的脑区域之间的连接，可能和迟钝的HPA轴反应有相同的效果。虽然提早建立这种功能连接有助于改善杏仁核激活缓慢的情况，从而利于当时的生存，但杏仁核–前额叶环路的发展受阻，终将导致很多功能性问题。研究表明对儿童的粗暴对待会留下"边缘伤疤"，这些儿童进入成年之后在面对恐惧时杏仁核会过度激活（Dannlowski et al.，2012），而杏仁核–前额叶皮质功能连接出现问题（Jedd et al.，2015）。

创伤和大脑结构的发展

虽然还需要更多的研究来解决现存的争议（Humphreys & Zeanah，2015），但是现有的研究已经表明，童年早期的创伤经历会导致大脑结构发展异常。有一些对儿童在童年早期经历极端忽视和感官剥夺的研究得出了令人震惊的结论，这些儿童的大脑明显更小（Perry & Pollard，1997）。早年经历创伤后，大脑结构的变化还体现在不同的脑区上（Teicher & Samson，2016）。一些针对早期经历过创伤的成年人的研究（McCrory，De Brito，& Viding，2010）、对经历过照料剥夺的青少年和儿童的研究（Hodel et al.，2015）以及对父母精神病理学的研究（M. C. Chen，Hamilton，& Gotlib，2010）都揭示了经历早年创伤的孩子大脑双侧的海马体都缩小了。海马对学习和记忆都至关重要，除此之外，大脑中的肾上腺糖皮质激素（皮质醇）受体主要也分布在海马体上，因此皮质醇水平出现异常时，海马会极易受到损伤。Luby和同事们（2013）估测3~6岁儿童脑中海马体的体积时发现，处于贫困环境中的孩子，海马体会更小，并且这二者关联与他们的父母教养方式不太友好、所经历的生活焦虑事件更多有关。Rifkin-Graboi等人（2015）针对教养、照料方式对大脑的发展开展研究，发现如果母亲的敏感性不同，即使是在正常的范围内的变化，都会对婴儿的海马体的大小产生影响。

除了对海马体大小的研究结果，对经历粗暴对待的儿童和青少年的研究还发现了其杏仁核的大小也会存在异常。与海马相同，杏仁核上皮质醇的受体分布也非常密集，因此也会受到皮质醇水平异常的影响。Teicher和Samson（2016）在他们近期对受到粗暴对待儿童的研究中注意到，童年早期在身体或情感上受到忽视的儿童和青少年、因为在福利机构成长而缺乏照料（Mehta et al.，2009；Tottenham et al.，2010）和经历了较为长期的母亲抑郁的孩子（Lupien et al.，2011），他们的杏仁核体积都会增大。与之相对，杏仁核体积的减小这一现象经常体现于在成长过程中经历过不同形式的粗暴对待的青少年和成人身上。总的来说，早期被粗暴对待的经历会使个体杏仁核体积增大，如果后期继续经历粗暴对待会导致杏仁核体积减小，但这只能在后面的发展中观察到。

创伤引起的细胞老化和基因表达

越来越多在人类和动物身上开展的研究表明，创伤也会通过影响细胞的老化和基因的表达使健康问题的风险增加（Van den Bergh，2011）。在一个表观遗传学的项目中，研究者发现，创伤会对一些基因是否表达造成影响，如此，创伤的影响从基因层面被永久地记录下来，并进而影响未来的功能。创伤后细胞衰老的标志和表征的变化包括染色体端粒缩短，及与压力和心理健康有关的基因的甲基化。

端粒是每段DNA链末端的保护帽。端粒的长度是生理寿命的长度的指标，端粒越短，年龄越大，生病的风险越高，死亡发生得越早。研究已经发现早年的创伤经历会导致"端粒侵蚀"——有过创伤经历的儿童（例如粗暴对待），他们的端粒长度会更短（Shalev et al.，2013）。这些结果表明，婴幼儿面对粗暴对待，直接的身体攻击不但会增加他们死亡的风险，而且会导致之后的预期寿命缩短。也许最让人担心的是，现在研究已经发现，在青年人中，那些在子宫中就经历过压力的个体端粒长度更短，相当于细胞提前衰老了3.5年（Entringer et al.，2011）。虽然在本书的范围之外，但是还有很多其他相关的研究表明，那些在孕期经历压力事件和创伤的母亲，她们的经历会在孩子的生理上留下印记（Bock，Wainstock，Braun，& Segal，2015）。

此外，经历过创伤和压力事件的孩子，表现出过度的DNA甲基化，这与基因的不表达密切相关。Essex和同事们（2013）

在一项纵向研究中发现，一些父母会在孩子出生的第一年经历重大的压力，成长在这种环境中的孩子，在15岁的时候在大量DNA位点上表现出过度的甲基化，有些DNA位点和之前的家庭压力、困境有很大的关系。另一项关于婴儿的研究发现，母亲在孕期经历了抑郁或焦虑的婴儿，他们调控皮质醇的基因会出现更严重的甲基化（Conradt，Lester，Appleton，Armstrong，& Marsit，2013）。虽然基因–环境之间的交互作用还需要更多的研究去证实，但是已有的关于表观遗传效应的研究已经证明处于高压力的环境有可能"从根本上诱使"发展出现异常，并导致个体的健康出现问题（Essex et al.，2013，第71页）。

创伤对认知和语言发展的影响

在生命的早期，与生理发展一样迅速的是个体的认知发展。从孩子出生到6岁，这个阶段是其执行功能发展最迅速的时候。这些功能，包括工作记忆、抑制控制、注意控制以及认知灵活性，是个体学习和学业成就的"基石"（National Scientific Council on the Developing Child，2011）。事实上，科学家们认为，相比于认识多少数字或者字词，执行功能的发展对孩子准备好接受学校教育更加重要（National Scientific Council on the

Developing Child，2011），其中，工作记忆和注意控制都可以预测孩子在幼儿园阶段的读写萌发和计算能力（Welsh，Nix，Blair，Bierman，& Nelson，2010）。与执行功能密切相关，生命早期的语言发展也非常迅速。正常发展的儿童在13个月大的时候会说第一个字，并且在之后的一年内会说出一个完整的句子。在5岁或者6岁的时候，他们就已经懂得了上千个词的意思，掌握了基本的语法规则，并且可以连续进行对话了。由于成人后个体的能力与儿童和青少年时期的成就密不可分，在早年成功获得认知和语言技能的儿童将能够在未来发展得更好（Masten & Tellegen，2012）。

不幸的是，在认知和语言方面，不是所有的孩子都能够按照一般的轨迹健康发展。有一个发生在Genie身上的例子非常引人注目，这个孩子从18个月大到13岁，一直遭受忽视和虐待，在她13岁的时候出现了严重的运动和语言缺陷（Curtiss，1977），这个例子展现了极端的粗暴对待给孩子带来的严重后果。自从那时开始，很多研究支持了生命的早年是一个敏感时期，这一时期对个体的认知和语言发展都非常重要这一假设。研究涉及家庭危机因素（例如，贫穷）、不当的照料（例如，不够敏感细致）以及创伤（例如，家庭暴力）对儿童认知和语言发展的影响。

家庭危机、不当的照料对认知和语言发展的影响

或许现在报道广泛的表明生命早期是认知和语言发展的关键时期的发现，是通过比较在贫困家庭长大和在经济条件优渥、其他条件也比较完善的孩子之间的差异得出的，他们之间确实也会存在一些令人惊讶的差距（Halle et al.，2009；Votruba-Drzal，Miller，& Coley，2016）。Hart和Risley（2003）开创性的研究著作——《早期的灾难》，记录了生活在贫困地区和富裕地区3岁儿童之间多达3千万词汇的差距。在大约两年半的时间里，作者们以每个月1小时的频率观察了42个家庭，记录下了超过1300个小时家长和他们正在学习语言的孩子之间的生活互动。作者们发现，贫困地区的孩子每小时听到的词语的数量是富裕地区的孩子的1/3。这些词语的性质在贫富地区之间也有很大的差异：富裕家庭的孩子每年大约听见16.6万个鼓励的词语，2.6万个打击性的词语，但是收入水平较低的家庭中的孩子，每年平均听到2.6万个鼓励的词语和5.7万个打击性的词语。在最近的一项关于语言学习发展的研究中，Fernald，Marchman和Weisleder（2013）聚焦于孩子出生的前两年，发现社会经济地位（Socioeconomic Status，SES）较低家庭的孩子在基础语言技能上（亦即，准确性、说话速度）会落后SES较高

家庭的孩子6个月。

贫困地区的孩子所经历的父母教养方式和照料可能会有所不同，他们的照料者所面对的焦虑和创伤也会比较多。理想的认知发展需要合适的刺激和照料者循循善诱的引导。也就是说，儿童所处的环境必须是安全的，照料者一定要给予适当的刺激和帮助而不是威胁恐吓。SES较低的家庭，除了没有经济能力给孩子足够的所需要的书本和玩具，他们的生活环境也可能更加危险，而且因为每天面对更多的焦虑事件，无法给孩子足够的可以帮助他们认知发展的照料（例如，建立一种日常生活秩序，经常和孩子交流）。事实上，贫穷与更高频率的社区、家庭暴力联系紧密，也增加了不负责任的照料、虐待和忽视的可能性（Evans，2004；Ondersma，2002）。因此处于贫困家庭的孩子所听见的词语的数量减少以及质量降低可能和创伤、不当的照料有关系。

照料者给予儿童支持其认知发展和语言获得的直接行为以及家庭因素的间接影响都会影响孩子的认知发展。例如，支架式教学就涉及到照料者直接的、实时的参与，例如为儿童演示需要学习的技能、讲述操作步骤，在必要时提供帮助。而积极的家庭环境会对孩子的学习起到间接作用，会给孩子提供一个安全的环境，让孩子在这个环境中得到有益于发展的互动。

Hughes和Ensor（2009）为了整合会对孩子发展起到直接或者间接影响因素的信息，运用多角度观察和自我报告的方法来研究家庭生活和婴幼儿执行功能的关系。将儿童2岁时的执行能力控制在相同水平，Hughes和Ensor发现这些儿童在成长到4岁时，他们的执行功能水平与他们得到的照料行为有关，如果他们所处的环境有更好的来自母亲的支架式教学和计划，或者没有那么吵闹的家庭，那么孩子的执行功能会发展得更好。优秀的支架式教学策略对执行功能的发展是有益的，而有问题的家庭环境却是十分有害的。

Hughes和Ensor（2009）的研究结果表明了，家庭环境中的风险因素和照料者的行为表现给孩子带来的影响会很快显现出来，就在孩子2岁到4岁这段时间，在儿童执行功能的发展方面就以可测量的形式表现出来。家庭环境中的风险因素以不同的组合在每个个体身上发生，带来的影响也会有所不同。Rhoades，Greenberg，Lanza和Blair（2011）将婴幼儿时期的家庭风险因素进行组合，共得出六种组合，并以遭遇风险因素的可能性为指标，分别计算儿童在六类组合中的得分。这些风险因素包括：生活在贫穷或者拥挤家庭中、母亲单身、怀孕时抽烟、是在青少年时期生了第一个孩子、有情绪问题、有很大的生活压力或者很少的社会支持。研究者发现，某些家庭环境中的危险因素的结合能够特异性地预测孩子在学步时期的执行功能（工作记忆、抑制控制以及认知灵活性）发展情况。在高加索人种的儿童中，在母亲是处于已婚状态的分组中（已婚且低风险，或母亲已婚且焦虑抑郁），他们的执行功能发展的状态都是非常好的。但是在非洲裔美国人的儿童中，只有处于最低风险环境中（母亲已婚且风险低），他们才能发展出更好的执行功能。

Rhoades和同事们（2011）的研究结果发现，家庭环境中不同的风险因素的结合会给孩子的执行功能发展带来不同的影响。更重要的是，他们的研究也提示了一个一直被忽视的问题：家庭环境中的风险因素在不同的种族和民族之间的影响也是不同的。下一步就是阐述这些风险如何影响学步时期儿童的执行功能。Rhoades等人还发现，他们所观察到的父母对婴儿的抚养质量可以解释家庭环境中的危机因素和儿童的执行功能之间的联系。具体来说，照料方式可以干预家庭中的危机因素是如何影响到孩子的。母亲更强的参与度可能会带来更好的结果，但是母亲更多侵扰性的行为则会带来更消极的结果。

创伤与认知发展和语言发展

对创伤后儿童的研究已经证明，家庭暴力和粗暴对待对孩子认知和语言发展带来的消极影响远远大于贫困所带来的。例如，Eigsti和Cicchetti（2004）研究发现，控制了社会经济水平这个变量之后，那些婴幼儿期经历过虐待和忽视的学龄前儿童，会表现出显著的语言发展迟缓。这种联系的一种机制可能是父母对孩子的粗暴对待对孩子的语言输入产生了影响。Eigsti和Cicchetti（2003）从具体类别的创伤入手研究Hart和Risly（2003）提出的"早期的灾难"并发现，那些受到粗暴对待的孩子的母亲在与之互动时说的词汇更少，问的问题更少，复合句也更少，并且使用较多的都是否定式命令句。在一项最近的研究中，Cowell，Cicchetti，Rogosch和Toth（2015）发现，3~9岁时遭受粗暴对待的时间和严重程度与执行功能缺陷的表现形式有关。具体地说，相比于没有经历粗暴对待的孩子，在婴儿时期遭受粗暴对待以及遭受了长时间的粗暴对待的孩子，都表现出了更差的抑制控制，工作记忆也更差。正如在之前所提到的，婴幼儿时期的粗暴对待会干扰孩子大脑结构和功能的发展，从而影响认知和语言的发展，并且遭受粗暴对待的时间越长，越严重，其产生的缺陷就会越严重。

很少有研究采用纵向设计去探究婴幼儿时期经历的家庭暴力会为孩子的认知发展带来什么。这样的研究其实是非常重要的，因为它可以告诉我们早期创伤经历会在一个人的成长过程中起到什么样的作用。以明尼苏达纵向研究中探究低收入的母亲和孩子之间的互动以及给孩子带来的影响的研究为例，在这个研究中Bosquet Enlow，Egeland，Blood，R. O. Wright和R. J. Wright（2012）采用重复观察和访谈的方法，评估了儿童在0~5岁时的智商、家庭社会人口学变量和所经历的亲密伴侣之间的暴力行为。研究再一次证明了，早期的创伤经历会对孩子的智商造成损伤，如果接触到亲密伴侣之间的暴力行为不只发生在学前，也发生在婴儿期，其认知能力会较差。事实上，研究者在控制了孩子出生时体重、在家里所获得的认知发展的刺激、母亲生育的年龄、受教育水平和SES这几个变量之后，发现接触到和亲密伴侣之间的暴力行为的婴儿，在24~96个月这一期间，认知能力得分比其他孩子低7.25分。在Groves，Zuckerman，Marans，和Cohen（1993）的一项非常具有影响力的研究中，他们阐述了干预婴幼儿面对高频率的家庭暴力的工作的政策含义，他们认为很有必要从基础广泛的基层医疗入手，去发现这些"无声的受害者"，因为他们不会表现出非常明显的躯体症状。作者还认为，针对语言表达能力有限的学龄前儿童，医生在检查时应该询问其家长孩子接触到的家庭暴力的情况。

　　家庭暴力和虐待以直接的、伤害性的、消极的输入为特征，会对亲子关系有害，让家长无法提供适当的认知刺激，并且无法为孩子提供一个安全的探索环境。这样的家庭暴力通常会与忽视一起发生。与暴力正相反，忽视的表现是长期缺乏足够的输入。忽视引起认知发展问题的机制似乎也和暴力和虐待截然不同。举个例子，忽视会使孩子长期缺乏适当的刺激，那么就会限制孩子的大脑发育，从而导致认知和语言缺陷。虽然目前没有研究可以分开暴力和忽视带来的不同的后果，但是有许多研究已经证明在生命早年没有接受足够认知刺激的孩子，其日后的认知和语言发展会出现异常（Pechtel & Pizzagalli，2011）。最终，被忽视的儿童在学龄期间会表现出较差的阅读能力和算术水平（De Bellis，Hooper，Spratt，& Woolley，2009）。

创伤对社会情绪发展的影响

目前研究已经证明诸如粗暴对待和家庭暴力这样的经历，在社会情感方面产生的伤害会比身体上的伤害更加持久，而且更加深重（Aber & Cicchetti，1984；Toth & Cicchetti，2013）。早年就有一个研究证明了创伤带来的社会情感类的影响可能会随着时间的推移显现出来，并且涉及到他人，因为接触到暴力会让个体对他人的攻击性行为变多（Widom，1989）。从出生到5岁这一阶段，孩子从完全依赖照料者过渡到主动地参与到社会交互活动中，可以主动发起游戏、对话、交朋友。随着情绪表达越来越复杂，越来越清晰，朋友和家人会以新的方式对待孩子；随着孩子识别情绪的能力增强，他们回应照料者和朋友的能力也增强了。这些改变是具有很强的适应性的，以帮助建立关系和生存。举个例子，在8~12个月时，儿童开始识别照料者的面部表情，来理解令人恐惧的场景（Baldwin & Moses，1996）。随着孩子们长大，他们建立了友谊，从而发展社会技能、得到情感支持。

因为在社会和情绪方面的发展是相互依赖的，所以在任何一个方面受到了创伤的影响都会引发这两个方面功能受损的恶性循环。和其他领域的发展相同，照料者在社会情绪发展上也至关重要，需要保护孩子免受逆境的影响。被粗暴对待的孩子以及自身曾有创伤经历的照料者的孩子，其社会情绪发展过程都非常容易受到影响从而变得异常，并且往往会在当时或者随着时间的推移展现出情绪管理和建立关系方面的障碍。

创伤和情绪管理

在最近几十年，关于情绪管理方面的研究大幅增多，同样的还有关于个人内隐的或者有意识努力的上行或者下行情绪反应控制方面的研究（Gross，2013）。能够成功管理自己情绪的孩子会用恰当的方法、非常灵活地应对生活中挑战。然而情绪管理失调的孩子会过度情绪化，过度压抑自己的情绪或者有不恰当的情绪，会表现出攻击性或者破坏性行为。除了生命早期立刻就显现出来的极端情绪或者破坏性行为，情绪失调还会导致长期的精神和心理问题。事实上，情绪失调是心境障碍和焦虑障碍的主要特征，也是注意力缺陷障碍和孤独症的典型表现之一（Gross，2013）。因此，去了解管理情绪的能力在早期是如何发展的，以及压力和创伤是如何影响这一能力的，是防止情绪失调的关键，也能帮助我们找到合适的治疗方法。

生命早期的情绪管理在很大程度上是与跟照料者之间的互动有关系的（Calkins & Hill，2007）。有一个过程叫做共同管理（Co-regulation），在这一过程中照料者对孩子的照料行为会连续不断地调节孩子的情绪体验。成功的共同管理要建立在敏感细致的照料和安全的依恋关系之上。与认知的支架式教学非常相似，共同管理最终会帮助孩子学会独立地管理自己的情绪。但是这一过程可能会因为照料者自身受创伤而受到影响。照料者处理创伤的能力和维持积极的照料者-儿童关系的能力对于儿童的情绪管理至关重要（Pat-Horenczyk et al.，2015）。

　　已有的研究结果支持了这一理论，这些研究结果表明，如果婴儿有一个表现出创伤后应激障碍（PTSD）的母亲，那么婴儿情绪管理出现问题的风险会更大，并且会伴随着一些内隐或者外显的症状。Bosquet Enlow和同事们（2012）发现，母亲有创伤后应激障碍的6个月大婴儿在静止面孔范式中会表现出更差的情绪管理。静止面孔范式是一个结构化的实验设计，用来引起婴儿的不安，并且考验他们的情绪共同管理能力（Tronick，Als，Adamson，Wise，& Brazelton，1978）。情绪失调的典型特征是异常的情绪表达，包括在应激源已经停止后还是继续出现不安的情绪。其母亲受创伤后应激障碍影响的婴儿，在6个月大时会出现非常明显的内化或者外化症状，并且在成长到13个月大时情绪失调会更加严重。这些研究的结果在另一些关于母亲自我情绪管理能力和孩子情绪管理能力之间关系的研究中也被证实了。Pat-Horenczyk和同事们（2015）发现，在一项以以色列母亲和她们2~6岁的孩子为样本的研究中发现母亲情绪管理的能力可以预测她们的孩子的情绪管理能力问题，孩子的情绪管理能力是用儿童行为检查表——失调症状（Child Behavior Checklist-Dysregulation Profile；Achenbach & Rescorla，2001）测量得到的。事实上，母亲的情绪管理能力可以解释母亲的PTSD和儿童情绪失调之间的关系，也就是说，并非是心理精神状况，而是创伤对母亲情绪管理的影响让孩子有了情绪管理失调的风险。

如果一个孩子的父母本身有心理健康问题，那么这个孩子也更可能会面临心理健康问题（Hancock，Mitrou，Shipley，Lawrence，& Zubrick，2013）。母亲情绪管理出现的异常可能是两代人之间心理精神健康问题传递的关键（Pat-Horenczyk et al.，2015）。有其他研究表明母亲和孩子之间会表现出情绪和心理状况的同步，也就是说，儿童会模仿母亲适应不良的症状（LeMoult et al.，2015；Waters，West，& Mendes，2014）。即便已经过去很长时间了，母亲受到的创伤体验仍然会在孩子的生命里留下印记。在最近的一项长达21年的纵向研究中，Roberts和同事们（2015）发现儿时受到过虐待的母亲的孩子更有可能经历抑郁。因此在治疗经历过创伤的孩子时，同时也应该去关注他们照料者所经历的创伤，这是非常有必要的。

令人担忧的还有，受到过虐待的照料者在以后的生活中有更大的可能性去虐待他们的孩子（Widom，1989），但是需要强调的是"没有什么事是绝对的"（Pears & Capaldi，2001，第1440页）。"安全、稳定、滋养"的家庭关系可以打破这种虐待的循环（Jaffee et al.，2013，第1页）。照料者如果粗暴地对待孩子，无论是虐待还是忽视，都会让孩子处于情绪管理失调的风险中，因为他们没有去帮助孩子学习如何自我管理。被照料者粗暴对待的孩子可能会习得一种错误的管理情绪的策略，这样对于他们自己短期的情绪是有帮助的，但是从长期的角度来看，会造成很大的伤害。例如，如果孩子的照料者反复无常，那么孩子就容易去放大自己的情绪进而引起照料者的关注，而那些受到虐待的孩子就容易去限制自己的情绪从而避免和照料者有交流（Mikulincer, Shaver, & Pereg, 2003）。

有研究表明粗暴对待会导致不同形式的情绪管理问题。例如，Maughan和Cicchetti（2002）发现，大约80%的4~6岁的经历过粗暴对待的儿童会出现情绪管理失调的症状。有一些表现为低自我控制和心理矛盾，但是也有一些是过度控制和反应迟钝。在一项对有着不同依恋经历的儿童的研究中，Kochanska（2001）发现14个月大的儿童就有着不同的情绪表达方式。焦虑–抵抗型依恋的孩子最容易产生恐惧，并且在到33个月大的过程中越发不愉快；而回避型依恋的孩子会表现得更加恐惧；混乱型依恋的孩子会表现出更多的愤怒。这些不安全依恋的儿童，消极情绪增多，积极情绪减少，在之后的成长过程中可能会出现更严重的行为问题和心理、精神健康问题。事实上，Maughan和Cicchetti所鉴别的失调的表现模式和行为问题是密不可分的，而这些模式可以解释粗暴对待和儿童内化的症状之间的关系。对接触过性虐待的学龄前儿童的调查发现，情绪管理的失调在虐待和外化的问题之间起到完全中介作用（Langevin，Hébert，& Cossette，2015）。

创伤和依恋关系

童年早期的创伤会影响儿童和主要照料者之间的联结和依恋关系，也会影响到行为和情绪的管理控制。根据依恋理论，这种联结和依恋对孩子的发展是至关重要的（Bowlby，1988）。亲子关系中需要用一些行为维持依恋关系，并帮助孩子管理身体健康、情绪和行为。具体来说，儿童寻求亲近，例如对着照料者喊叫，都是在引起父母的回应以缓解焦虑、感到安全（Osofsky，1995）。一旦儿童感到安全，他们就会将注意力转到游戏或者探索上了。然而这种寻求亲近是否成功，取决于依恋对象的敏感性以及给出的回应（Ainsworth，1989）。当父母比较容易忽视孩子或者虐待孩子时，儿童会对依恋对象的形象和其行为产生异常的期待，同时对自我价值也会产生认识偏差。Ainsworth，Blehar，Waters，和Wall（1978）的研究得出，不安全依恋中母亲往往不够敏感细致，而孩子面对不愿交流或骇人的父母表现出抗拒、回避或依附的行为。

正如这一章中所描述的，在依恋关系中，成功对儿童的情绪进行共同管理是适应性发展的关键，影响着儿童成长后的自我管理能力和对于心理、健康问题的心理弹性。不安全型依恋包括回避型和抵抗型依恋，和近年被定义出来的混乱型依恋（Carlson，1998；Hesse & Main，1999）。虽然不是最好的，但是回避和抵抗型依恋中会有许多处理焦虑的策略，这些策略在短期内是有益处的（Dozier，Meade，& Bernard，2014）。相反，受到忽视或者虐待的儿童往往会形成混乱型依恋（Cyr，Euser，Bakermans-Kranenburg，& van IJzendoorn，2010），他们往往缺乏一种有效应对焦虑的策略（Carlson，1998）。这一依恋类型的儿童往往会出现心理生理的功能失调，且会导致当下或者长期出现心理健康问题的风险升高（Dozier et al.，2014）。混乱型依恋不仅仅会导致和维持这些问题，还会使儿童在未来无法很好地处理创伤事件。事实上，个体在婴儿期混乱型依恋的经历，能够预测其青少年期PTSD症状的严重程度（Bosquet Enlow，Egeland，et al.，2014）。

除了母亲忽视和恐吓的抚养行为，母亲被粗暴对待的经历（Lyons-Ruth & Block，1996）、母亲的心理病理状况（Hayes，Goodman，& Carlson，2013）以及母亲的依恋类型（van IJzendoorn，1995）都与孩子的不安全感和混乱型依恋有关。这些研究的结果都强调了，父母的经历和心理健康问题在亲子关系的发展中都扮演着重要的角色（Dozier，Bick，& Bernard，2011）。混乱型依恋的儿童，他们的行为方式可能会使父母疏远——他们的行为方式会表现出他们并不需要父母，或者父母的回应不能给他们安慰（Dozier et al.，2014）。最令人担忧的是，父母可能会顺着孩子的行为给出回应（Stovall & Dozier，2000），形成一种循环，于是孩子一直得不到自己所需要的回应。这种循环是混乱型依恋的个体体验到的"害怕，但是没有解决的方法"的典型表现（Hesse & Main，1999，第484页）。

　　情绪管理和依恋关系中的问题与心理精神疾病的发生有很大的联系。虽然不在本章的讨论范围之内，但是值得一提的是，生命早期经历过创伤的婴幼儿会出现一些失调的症状，例如PTSD。童年的粗暴对待可能是很多类型的心理精神问题的潜在诱因，45%的出现童年精神失常的案例是粗暴对待引起的（Green et al.，2010）。最近的研究内容集中于如何更好地去理解在生命早期显现出的心理健康问题以及如何提高诊断的准确性。然而，需要强调的是，很多经历过创伤的儿童都表现出了心理弹性，而没有出现心理健康问题（Bonanno，Westphal，& Mancini，2011）。早期针对改善照料者-儿童之间关系的干预治疗可能会增强经历严重暴力事件和忽视的个体的心理弹性。

结　论

　　虽然本章节的各个部分是从独立的角度介绍了生命早期的创伤带来的影响，但是需要注意的是，发展的过程是生理、认知、语言和社会情感系统高度整合、同步的过程。例如执行功能的发展不仅会促进儿童在学业上取得成就，而且还可以帮助儿童管理自己的情绪、在社交方面取得成功（National Scientific Council on the Developing Child，2011）。同时，异常的生理反应和管理模式可能会干扰认知发展，并导致出现情绪管理、行为和心理精神健康问题。正如Kendall-Tackett（2002）所说，"健康取决于一个复杂的网络，这个网络包括了行为、想法、情绪和社会关系……虐待会影响这个网络任意一个或多个结点，并且产生的影响因人而异"（第725页）。

　　目前，创伤对发展带来的影响的研究主要包括生理、认知和社会情感方面，也包括一个方面的改变会如何影响其他方面的适应性发展。除此之外，为了更好地进行筛查治疗，越来越多的研究聚焦于创伤经历所带来的影响怎样随着创伤的数量、双方的接近程度、创伤的类型、严重程度、长期性以及发生的时间而变化。本章还不足以让大家对这一方面的研究有一个全面的了解。但是，考虑到正在进行的战争、频发的恐怖主义行为和增多的自然灾害，发展心理学家正在探索大规模的、群体的创伤会如何影响儿童的发展，这对于全球的繁荣发展都有很大的意义（Masten，Narayan，Silverman，& Osofsky，2015；Masten & Osofsky，2010）。虽然近年的研究已经在很大程度上推进了大家理解创伤如何对婴幼儿产生影响，但是这个年龄段的孩子还需要更进一步地去研究。未来的科学家必须意识到，对婴幼儿的研究是至关重要的，可以帮助我们理解很多健康问题的病理学原因，从而防止这些健康问题发生。另外，与上述问题相关的另一个核心是消除一系列错误的认识，包括婴幼儿不会被创伤影响，会遗忘创伤或者会自然而然地摆脱负面的反应。现有的研究已经充分说明生命早期的经历会对个体产生持久的影响。

在这一章中，我们已经列出了相当多的证据来表明生命早期受到的照料，不论是积极的或者消极的，都对个体长期的适应性发展至关重要。当照料者对儿童造成了创伤，儿童受到的消极影响尤其严重。但是，即使是在这些案例中，心理弹性也是存在的，个体有自我修复的可能。我们也引用了很多研究证明，一旦照料者和儿童之间的关系得到了改善，那么儿童还是可以康复的，而且照料者给予儿童的积极回应可以为面临逆境的儿童提供保护。这些例子我们会在第三章中做更详细的阐述。此外，第三章还会详细介绍针对于父母-儿童关系的具体的治疗方法。

生命早期的发展是十分复杂的，因此相关领域的工作也充满了机遇和挑战。青少年儿童对研究者和临床工作者来说是"移动的目标"（Franks，2011）；即使是我们匹配他们的发展阶段做出评估和治疗的同时，他们仍然在持续经历着改变。虽然现有的关于创伤对发展的影响的研究并不全面，但是也支持了创伤-通知（trauma-informed treatments）的治疗方法是有效的，不仅仅是对儿童，对父母-儿童之间的关系也是有帮助的。在附录中，我们总结了这一章中对治疗受创伤影响的婴幼儿有帮助的内容。在接下来的章节中，我们将阐述3种以实证为支撑的疗法，以及生动的临床案例。这些疗法可以应用于评估和帮助在创伤事件中受影响的婴幼儿。

第二章 儿童-父母心理疗法

正如我们第一章所论述的，照料者对儿童提供的照料的质量和时间都与孩子的长期发展有关。如果能在儿童5岁以下的时候发现其心理健康问题，并提供早期的治疗和干预，那么就能预防其发展为更严重的问题（Egger & Emde，2011；Osofsky & Lieberman，2011；Tronick & Beeghly，2011）。在婴幼儿身上使用最广泛的一种心理治疗方法就是儿童-父母心理疗法（child-parentpsychotheraty，CPP）（Lieberman，Ghosh Ippen，& Van Horn，2015；Lieberman & Van Horn，2005，2008）。这是一种有实证支持的疗法，以求能够帮助到经历创伤事件后的婴儿、儿童以及他们的照料者（Lieberman，Ghosh Ippen，& Van Horn，2006；Toth，Maughan，Manly，Spagnola，& Cicchetti，2002）。依恋系统使孩子们以不同的范式回应危险和安全。因为情绪和行为的问题常常和依恋以及人际关系有关，CPP致力于帮助儿童和照料者，去支持和巩固他们之间的依恋关系，主要去重建信任、安全感以及恰当的情绪调节。对于被创伤经历影响的婴幼儿来说，CPP致力于让他们对创伤的反应变得正常，回到正常的发展轨迹上。

注意家庭的文化观是非常重要的，包括父母的教育目标、教养方式以及期望，我们要强调识别和尊重多元（Ghosh Ippen & Lewis，2011；Lieberman et al.，2015）。干预是要根据不同的家庭和其背景做出相应的改变的，文化就是其背景中重要的一部分（Lewis & Ghosh Ippen，2004；Lieberman，1990）。近年来CPP的训练主要集中于在疗法中加入多元化的内容，包括应对有着文化多元的家庭的疗法。临床工作者被鼓励根据来访者家庭的需求和其背景，在保证疗法的核心内容不变的前提下积极主动调整治疗策略。CPP的基本理论原则和主要目标是可以适用于不同的人群的。这一疗法已经被用于非常广泛的人群：拉丁裔（墨西哥、美国中部和南部）、非裔美洲人和亚洲人（中国）。临床和研究数据（包括四个主要在少数族裔人群中进行的随机实验）都表明了这一疗法在文化多样性人群中的适用性。

CPP潜在的哲学理论就是，依恋系统决定了儿童对周围环境做出什么样的回应，包括创伤性经历；同时，婴儿期的问题最好在依恋关系的情境中来处理。CPP的前提是儿童和母亲、父亲或者主要依恋对象的关系是干预的最重要"入口"或机会，并将主要精力集中于社会和情绪的发展，来帮助孩子。CPP需要家长或者照料者和孩子一起参与，来促进情绪和行为的管理，这一方面对经历过创伤的孩子尤为重要。

儿童－父母心理疗法的依据

CPP已在五个以随机对照实验完成的研究中被证实有效，是一种有研究理论和实证支撑的疗法，被收录在心理健康和药物滥用服务管理局关于有实证支持的项目的国家登记目录中。这些研究一致发现，接受这一疗法的实验组家庭比未被干预或接受其他干预方法的对照组家庭表现出更好的预后（见http://nrepp.samhsa.gov）。第一个研究针对依恋的质量，检验了CPP能够改善焦虑型依恋的孩子与母亲之间的关系这一假设（Lieberman，Weston，& Pawl，1991）。一半的焦虑型依恋的孩子和母亲，从孩子12个月大时接受长达一年的CPP干预，另一半作为控制组不接受任何的干预。研究结果表明，相比于控制组，干预组的婴儿在干预后出现了更强的目标导向的行为，其回避、抵抗和愤怒都减少了。干预组的母亲也表现出了更强的共情能力，与孩子之间的互动也变多了。

　　第二个研究针对有着抑郁的母亲和婴儿之间的依恋质量、孩子的认知的发展和家庭的氛围展开。研究中，与标准的疗法相比，CPP影响了婴儿和抑郁的母亲之间的依恋。研究结果表明，随着干预的进行，有着抑郁的母亲的婴儿的依恋逐渐改善，转向安全型（Toth，Rogosch，Manly，& Cicchetti，2006）。2002年，Toth和同事们进行了第三项研究，该研究采用了随机法进行控制，研究对象包括122个多种族的涉及粗暴对待和没有粗暴对待的低收入家庭，将CPP和心理教育家庭访谈以及社区的标准治疗进行对比。研究也纳入了另一组低收入家庭作为对照。使用麦克阿瑟主题故事（Bretherton et al.，1990），研究中发现，相比于其他组的儿童，CPP组的儿童适应不良减少了，消极的自我意象也减少了，母亲和孩子之间的关系也表现出了明显的积极的改变。

　　第四个研究是Lieberman，Van Horn和Ghosh Ippen（2005）开展的。他们的研究探索了创伤后应激障碍（PTSD）、行为问题和接触到家庭暴力的学龄前儿童-母亲关系中母亲的症状。他们的研究样本是由75名平均年龄4岁的来自多种族的学龄前儿童组成的。儿童和母亲双方被分到每周进行CPP组，或者接受社区服务组。研究结果表明CPP组在行为问题、创伤焦虑症状和诊断状态上都有明显的改善。此外，母亲的回避以及PTSD症状在一年后都有显著的改善。后续长达6个月的追踪表明这种改善是持续的。

　　第五个研究是由Cicchetti，Rogosch和Toth（2006）展开的，研究针对被粗暴对待的婴儿的依恋质量和下丘脑-垂体-肾上腺轴的控制。研究对象的家庭被随机分到CPP组，父母心理教育干预组和社区标准治疗组。第四组研究对象是52个低收入的家庭，其中的婴儿没有受到粗暴对待。相比于其他两组，接受CPP干预和父母心理教育的家庭中的孩子，其依恋质量都显著提高，变得更安全。为了进一步研究，Cicchetti，Rogosch，Toth和Sturge-Apple（2011）将其中的几组家庭合并，发现存在粗暴对待的接受CPP干预和父母心理教育干预的家庭中的孩子，他们皮质醇调节的模式和那些没有经历粗暴对待的孩子的皮质醇调节的模式是相似的。然而接受社区标准治疗的家庭中的孩子会逐渐出现皮质醇控制失调。在接下来的研究中，Stronach，Toth，Rogosch和Cicchetti（2013）发现接受CPP干预的家庭中的孩子更可能出现安全型依恋，出现混乱型依恋的可能性更小。

儿童-父母心理疗法的过程

当一个婴幼儿和照料者来开始接受治疗，与其他心理治疗相同，最重要的第一步就是建立咨访关系。咨询师必须让照料者同意加入CPP。一个非常重要但是比较困难的步骤就是评估。治疗一开始就要获得儿童经历过的创伤事件以及照料者的创伤史的信息（Fraiberg, Adelson, & Shapiro, 1975; Lieberman, Padron, Van Horn, & Harris, 2005）。这些信息对早期开始治疗十分重要，因为只有得到了这些信息，治疗师才能把创伤加入CPP，进而随着时间分析这些事件。这一过程提供了孩子和照料者之间交流的机会，并且让来访者说出他们的故事，让咨询师有机会倾听。进而在治疗中，逐渐让说出创伤经历变得越来越容易。CPP早期的工作需要帮助父母或者孩子的照料者理解创伤经历、情绪和孩子所表现出来的行为之间的关联，帮助他们理解行为背后的意义。如果婴幼儿经历了创伤事件，那么所影响的不仅仅是他当下的情绪和行为，也会干扰他之后的适应性发展。治疗的一个主要目标就是改善照料者和儿童之间的关系，让儿童回到正常的发展轨道上。

在CPP中，包含关注儿童的、关注成人的以及关注关系的部分。对孩子来说，主要目标是通过改善关系让他们的心理健康向积极的状态发展。重建安全感和情绪稳定性是非常重要的，这一步必须首先完成。因为创伤会影响到信任，进而影响到安全感。心理治疗的一个主要目标就是去修复关系。这个目标对遭遇虐待或者忽视的儿童，以及父母存在物质滥用或者心理疾病的儿童来说尤为重要。CPP将帮助婴幼儿学会管理消极情绪，并用更加健康的方式表达出来。在CPP的过程中，治疗也会涉及照料者的心理功能和照料的技巧和能力。CPP的重要标准包括①关注儿童0~6岁时的行为和情绪问题；②帮助受创伤事件影响的儿童或者家庭；③照料者必须愿意、有良好的心理健康状态、认知能力和动机去参与到治疗中。

儿童-父母心理疗法的治疗计划

CPP是一项家庭和治疗师之间共同的事业，包括评估、治疗和治疗过程中的再评估。其目标是多层次地根据家庭的需求而做出相应的调整。在治疗刚起步以及治疗过程中会有多次建立和调整目标的评估。治疗计划的首要目标是安全感，包括生理上和心理上的。生理安全指的是儿童和父母都要处在安全的环境中，拥有比较舒适的住宅和合适的食物。在家庭暴力的一些案例中，需要采取安全保护措施，如果涉及父母物质滥用，那么在进行CPP的同时需要针对父母的问题安排治疗，并制定相应的计划。心理安全指保护儿童和家长不受到其他创伤事件的影响，包括物质滥用和心理疾病。

父母可能需要学习有关孩子或者自己的情绪管理、界限设定和制定合理规则的方法。聚焦于创伤的治疗的早期目标包括帮助照料者识别创伤反应、学习一些症状的应对策略，从而将创伤源以及与创伤有关的事物引起的反应对应起来。在整个治疗过程中，治疗师将指导照料者怎样将创伤经历变成对儿童来说有意义的事、怎样帮助孩子以健康的方式对待创伤、在面对创伤时怎样进行情绪管理、改善依恋关系以及促进相互理解。这一工作会以传统的"创伤描述"的形式展开，在照料者将儿童具有代表性的回应、动作和情绪状态以及行为联接起来的过程中，会描述一些简短的片段。治疗的目标一定要根据家长或者照料者和儿童的经历以及需求决定。在制定治疗计划时，一定要牢牢记住治疗的目标：①鼓励儿童回到一个正常发展的轨道，要完成这一目标就需要对现在的行为做出干预，同时对未来做出规划；②保持正常的情感唤起；③在亲密关系中产生互动；④重建并巩固儿童和家长之间的关系；⑤帮助重建依恋关系和适当的情感联结；⑥提高认知、行为、情绪功能。

儿童–父母心理疗法的基础

CPP是建立在多种理论基础上的，包括依恋、精神分析、家庭系统、发展和创伤理论。这一疗法是独特的，结合创伤和依恋两方面，考虑到依恋关系的重要性。这一疗法主要部分包括儿童–照料者共同治疗，这一阶段将精力集中于儿童的自由游戏以及照料者–儿童的自然互动。这一阶段，治疗师充当"中间人"或者翻译者的角色，帮助照料者和儿童建立可以共享的情绪和内容。干预将儿童和照料者的行为以及二者之间的互动作为对象，主要目标是促进照料者和儿童使用一些简单的策略促进情感的分享。随着治疗的进行，干预会越来越复杂，例如去促进儿童和照料者发生改变。CPP最后，治疗师的首要作用是充当家长和儿童之间的翻译，促进二者之间安全感和信任的建立，帮助家长理解儿童行为和情绪背后的意义，同时帮助儿童理解家长行为和情绪表达背后的意义。

什么不是儿童–父母心理疗法的干预方法

将CPP与其他干预疗法进行比较时，首先需要识别出那些不属于CPP的方法。我们需要记住的是，治疗师的存在不是为了做一个比父母更好的"父母"。治疗师需要注意。除非在治疗过程中出现了安全问题，其他时候都不能"夺取"父母的角色，要让父母自己同儿童互动。还有一种情况下，治疗师可以成为比父母更好的父母，就是在进行反思性评价和提问时，通过与孩子的直接互动从而示范积极的育儿方法。因为选择做婴幼儿工作的治疗师往往会比较"以儿童为导向"，也往往容易自己和孩子产生互动，而不让家长参与，或者只让家长在一旁观看。这种方法不属于以关系为基础的CPP。另一种常见的治疗师的做法就是倾向于让家长参与谈话——如此一来家长就会想"夺取这一次的治疗"来讨论自己对于孩子的担忧和想法。同样，这种没有考虑儿童年龄特点的成年人之间的对话也不属于CPP。

儿童-父母心理疗法的阶段

评估和制定计划

评估阶段和其他疗法相同：与来访者建立咨访关系——同时和家长或者照料者以及儿童建立关系。如果有可能的话，建议首次治疗只与家长或者照料者进行，这样可以在没有儿童打扰的情况下搜集重要的背景信息以及历史。为了更好的开始治疗，治疗师需要知道家长或者照料者为何要帮儿童寻求治疗，需要搜集儿童的症状的相关信息、人口统计学信息以及成长史。首次治疗后，治疗师需要在儿童和照料者自由互动的时候进行观察和评估。观察让治疗师了解儿童是如何与照料者或者家长互动、双方之间的连结是怎样的。建议治疗师通过访谈和观察，尽可能多地搜集儿童在其他环境中的行为、回应的信息，例如在日托中心、学前班或者和其他照料者在一起时。通过观察儿童，治疗师也可以了解儿童的各种功能的发展。包括与年龄相匹配的各种技能、管理能力、关系的质量、缺点和强项。在评估的观察部分，治疗师应该熟悉与创伤有关的症状，例如重复性动作、谈论创伤事件、过度警觉、唤醒、回避和其他相关症状。

在评估的过程中，治疗师要通过与儿童或者照料者的访谈、观察来获得儿童的创伤历史，如果可能的话，也可以使用一些结构化访谈的方法，例如创伤性事件筛查清单-家长报告修订版（Ghosh Ippen et al.，2002）。治疗师也需要去了解家长的创伤历史，如果有必要的话，需要评估一下父母的抑郁水平。了解父母的信仰和习惯以及对孩子的看法非常重要，包括父母对孩子的哪些行为反应的理解有困难。需要评估和接受治疗的照料者包括孩子的祖父母、养父母、以及其他家庭成员。如果还牵涉到兄弟，那么他们也需要接受评估和治疗，例如给孩子照料的叔叔、阿姨和其他亲近的朋友以及任何在孩子生命中扮演重要角色的人。为了评估哪些成年人需要接受治疗，治疗师需要知道孩子首先和谁建立了主要的依恋关系，谁给孩子提供了日常的照料。对所有的照料者来说，需要知道谁保证了孩子的安全，孩子的情绪是否会受到这个人给孩子回应的影响。治疗师必须在评估过程中检验这些因素的稳定性。考察照料者是否有能力理解孩子的经历、情绪是否足够稳定、是否可以预测孩子的情绪以及需要、是否有足够的动力去提供回应性的、敏感的照料都是评估中非常重要的部分。

制定儿童-父母心理疗法的创伤框架

在CPP刚开始的时候，给孩子进行CPP之前，需要对父母或者照料者有一次反馈性治疗。在这个反馈治疗的过程中，需要和父母讨论治疗创伤的框架，并讨论怎样通过治疗师和父母或者照料者的合作将这个框架介绍给孩子。在这一次治疗中，治疗师也将根据父母的反馈决定CPP是否适合来访者。

评估后的第一次家长和儿童的共同治疗，需要向孩子解释，他为什么会被带来进行这一治疗，这一过程家长也需要在一旁倾听。如果所阐述的理由是与创伤直接相关的，那么这一创伤事件需要被具体地命名，与其有关的想法也需要向孩子和家长或者照料者详细说明。正如我们前面所说的，获得重要的信息、形成对话的框架，然后家长或者照料者就可以以一种支持性的方式去回应孩子，这些内容都需要治疗师和家长在孩子加入治疗之前商议好。此外，在治疗中，治疗师应该尽可能地支持家长，让他们能够承担引导者的角色。在治疗开始的时候，如果可以的话，治疗师可以选择适当的玩具，来引出为什么孩子需要来进行治疗相关主题的对话。这一主题需要通过和玩具游戏的过程引出，虽然在治疗师和家长看来，这一过程并不很明显的包含主题，但是通过和洋娃娃、具有攻击性的或者善良的小动物游戏，或者和一个家族的洋娃娃游戏，的确可以帮助推动治疗。

在第一次包含家长和孩子的治疗中，在提供反馈和向孩子介绍CPP的同时，潜在的主题就会浮现出来，这些主题就是要评估儿童和家长的反应，并且在创伤框架之内提供支持。鼓励父母和孩子游戏、互动、分享交流情感，是CPP中重要的一部分。在游戏的过程中，治疗师要进行观察，找到对孩子进行干预的"入口"。干预可能针对孩子、家长或者是他们之间的关系，但是治疗师需要意识到，所有的干预都会同时被儿童和家长感知到。干预的目的是改善家长或者照料者与儿童之间的关系，并且促进相互理解。

儿童-父母心理治疗中的创伤处理

治疗能够起作用的关键的一部分就是要用直接的、清晰的、适宜年龄的方式承认创伤的存在，并且接下来要有适当方式应对情绪和行为反应，包括创伤源、回避、情绪和行为的失调。共同游戏的目的是帮助儿童和父母理解与创伤经历有关的感觉并用语言表达出来，对于那些还不会说话的儿童，则是用游戏的方式表达出来。干预的内容是为尽可能满足父母、儿童以及双方之间关系的需求而设计的，让所有参与的人去表达、获得理解以及交流。通过治疗，家长可以了解儿童的情绪体验，并且帮助他们管理自己的情绪和行为。这一活动就开启了创伤经历的共同表达，并且会逐渐重建信任和安全感。

CPP通常是儿童、照料者、治疗师在一个房间里一起完成的，这也是最理想的方式。但是，有时候治疗师可能会觉得其他一些治疗方式也会起到很好的效果，例如，在进行照料者-儿童的治疗的同时附加父母治疗，或者与儿童或者父母单独进行治疗，甚至当照料者在某一个阶段无法加入的时候，可以单独与儿童进行治疗。但是，治疗师必须明白，虽然CPP是一种成对的治疗方式，包含儿童和照料者/父母，但是如果涉及到在治疗中形成一种联盟，即双方相互合作，那么首先考虑的一定是照料者/父母，因为与成年人形成这种联盟才能保证儿童来到咨询室接受治疗。和照料者/父母的关系在评估阶段就形成了，在这一阶段治疗师需要传达一种信息，告诉照料者/父母，他们是治疗过程中不可或缺的一部分。

创伤描述

在同照料者/父母和孩子进入创伤描述阶段以前，治疗师必须接受并且明白儿童需要在他们自己所处的关系中获得理解。如果这段关系是虐待性的、忽视性的或者包含其他创伤类型的，需要将这些因素都考虑进去。与照料者/父母一起进行治疗的治疗师一定要能"抱持"，无论遇见怎样的情绪和行为失调的情况，都要理解这些现象都是有"意义"的，然后去帮助照料者/父母和儿童进行调节，并通过游戏或者语言来表达出他们的想法。创伤经历可能会通过具有代表性的游戏方式、行为、行为的重演、躯体症状的重现或者语言表现出来。最理想的状态就是，创伤描述这一阶段可以将有计划的、结构化的语言表述和即兴的、无意识的、无计划的行为反应结合起来。

照料者/父母和治疗师都需要做好准备。治疗师必须是灵活的、开放的，在创伤描述这一阶段需要引导对话展开、深入。在这个阶段之前的评估阶段，所有的细节性描述都将帮助咨询师做好准备。有时候，无论是通过游戏的方式还是语言表述去描述创伤，儿童准备得要比成人好。这时候，治疗师的作用就是帮助照料者/父母提高观察孩子的能力，与孩子一起游戏、一起表述。再一次强调，在所有的CPP中，治疗师必须同时与照料者/父母和孩子一起完成，去满足双方的需要。为了支持双方对创伤形成描述，照料者/父母和治疗师必须容忍歧义、去创造所表述的内容的含义，即使是不完美的。治疗师和照料者/父母需要意识到，描述本身不是目的。

儿童-父母心理疗法中干预的核心

入口和干预的领域

所谓的入口就是指适合开始CPP干预的时间，干预的领域就是指在哪里以及如何进行干预。这两个方面都是CPP的核心。在处理创伤时，儿童和父母都需要处在一个安全的环境中，这也是CPP的首要原则。因此，有时治疗师必须将安全问题放在首位。例如，如果母亲一直处于并且仍处于不安全的关系中（例如家庭暴力），那么必须在与双方进行治疗之前，单独处理好母亲的问题。安全和信任问题不仅在与双方共同进行治疗时要放在首位，也要与双方分别都处理好。

入口是进行干预的机会：治疗师何时、在哪里进行干预。在决定如何干预的时候，治疗师一定要从可以对儿童和父母产生影响的最简单的干预开始。虽然CPP的理论基础非常重要，但是关于入口没有具体的理论。CPP在开始前没有关于每一次治疗的具体计划，但是整个治疗的过程是根据儿童和父母在每一个阶段的具体需要而制定的。例如，适时的发展指导就会是最有效的干预方式。在CPP早期，可以采用的一种治疗方式就是"为宝宝说话"，这一疗法中，治疗师将儿童的行为背后的意义和目的用语言表达出来告诉父母。例如，治疗师会将儿童行为背后的语言转达，"我非常喜欢你和我一起玩"或者"我觉得我们一起唱歌很有趣"或者"虽然看起来我可以靠我自己，但是我还小，我需要你的帮助"。这是一种重要的途径去帮助父母理解自己的孩子的需求，帮助父母明白孩子的任何行为，哪怕是不连贯的行为都是有意义的（Carter，Osofsky，& Hann，1991）。这也是在开始针对双方的治疗前，治疗师比较容易学习的一种治疗方式，并且非常有效，因为治疗师不会简单地告诉父母要为孩子做什么，不要为孩子做什么。反思指导——反思儿童或者父母的感受——也是一种有效的干预。

在CPP中，需要记住的非常重要的一点是，如果简单的干预对双方似乎都没有起作用，那么治疗师就需要选择一种可以阐述阻抗、不信任和其他心理障碍的干预方式。在CPP中，治疗师需要仔细地观察儿童，他们通常是不会用语言表达自己的需求的。建立融洽的关系、适当地为干预计时是至关重要的。一些致力于理解父母和儿童表象及其内心世界的工作通常在后期进行，但是也是CPP重要的一部分。在选择入口时，治疗师要考虑到自己和这个家庭的关系、治疗的阶段、当次治疗的时间、以及对父母和儿童所表现出的情绪和感受。

干预的一个重要的领域就是游戏，治疗师的工作就是要帮助父母理解游戏是有意义的，是儿童表达自己的感受和经历的一种方式。治疗师要支持父母与儿童一起游戏，帮助父母学习如何接受孩子的引导，最终理解孩子是在游戏中学习的。此外，治疗师还要帮助父母在游戏中做出情感回应，尤其当游戏的主题与创伤有关，这时候父母在观察和理解孩子上可能会有点困难。让儿童做一次完整的创伤回顾可以帮助治疗师更好地理解儿童游戏背后的意义，了解父母的创伤历史可以让治疗师对儿童游戏的内容更加敏感，这些往往是照料者无法准确理解，也不能给出敏感回应的。之后，父母就要去理解、帮助儿童，通过不同的游戏形式进行创伤描述。

干预的第二个领域是帮助来访者调整生理节律、进行感觉统合训练。儿童会出现失调，其原因往往是父母也存在失调的问题，或者更常见的是父母不知道在帮助孩子管理行为和情绪方面怎样做才是最有效的。有些父母在给孩子制定规则上需要帮助，例如吃饭时间、午睡时间、睡觉时间、以及学前的其他规则。治疗师就需要帮助父母去做这些事情，并且找出是什么在阻碍父母维持这些规定。有时候，在管理和控制孩子的行为和情绪方面父母会需要治疗师的帮助，但是如果真的要为父母提供这些帮助，一定是在和父母的讨论后，再与父母共同完成。家长会受益于那些帮助自己如何应对孩子的恐惧、攻击性的干预。对于那些容易忽视孩子恐惧感的父母，治疗师需要帮助他们理解孩子行为和表达的情绪背后可能存在的原因。

童年的侵略行为和CPP

在儿童的发展过程中，出现攻击性行为是非常常见的。儿童在内心有非常强的情绪但是又不知道如何用语言有效地表达，或者不知道怎么控制，这时候可能会出现打、踢或者咬的行为。父母或者其他成年人需要保持冷静、对不可接受的行为采取一致和清晰的态度和方法、与孩子谈话，来帮助儿童控制行为和情绪。儿童经历创伤后，一个通常的反应就是表现出攻击性行为，因为他们可能目睹了大人的攻击性行为然后复制了出来，还有一个原因就是创伤给儿童带来了很强的情绪，他们无法用语言表达出来。因此，处理攻击性行为的一般方法对受创伤影响的儿童不太适用。此外，父母或照料者自己本身也许同样受到了创伤的影响。由于这些原因，攻击性是照料者/父母寻求帮助时面临的普遍难题。通常，父母需要一些帮助来逐渐减少攻击性行为，最终让其消失。治疗师可以帮助父母学会重新理解儿童的攻击性行为，并知道可以通过什么方法来帮助儿童用不具有伤害性的方式来表达愤怒。通过治疗性的干预，父母也会逐渐理解儿童的行为背后都是有意义的，攻击性行为也是他们交流感受的一种方式。如果治疗师能够创造一种氛围，去讨论攻击性行为以及有哪些行为可以替代它们，那将会有非常大的帮助。有时候，攻击性行为是对父母的愤怒或者对伤害性行为的回应。如果是这样，在进行讨论的同时也要顾及到父母的感受。

其他领域的干预与父母的攻击性或者缺席有关。这时候，治疗师就需要同时和儿童以及父母进行治疗，让他们明白有些吓人的、令人悲伤的事情会发生，并且之后是可以就此进行讨论的。治疗师不能仅仅进行教育，或是指望家长进行直接的干预。

对那些因为创伤或者关系丧失寻求治疗的儿童来说，治疗中的转变以及每一次治疗的结束都是非常艰难的时刻。这也是一个让父母和儿童学着讨论创伤事件的好机会，同时能够让他们想一想有哪些是需要进行改变的，做一些计划和准备，此外，这些时刻也为CPP过程中建立信任感以及做一些敏感性工作提供了机会。

治疗的终止是干预的另一个领域，并且治疗师必须能够识别出，这可能是儿童或者家长第一次经历非创伤性的分离，至少在某些情况下是这样的。因此，让孩子和父母为治疗结束这一过程做好准备和计划是非常关键的。

怎样保持专注于儿童－父母心理疗法模型

CPP的开发者（Lieberman et al.，2015）提出，想要完全贯彻CPP的方法，那必须是在多方面都要坚持CPP的原则，忠诚于CPP，包括在内容上。但是开发者也意识到个体的情绪、心理状态和内部人格在治疗上会起到很大的作用。CPP的治疗师必须能够意识到当下的感觉，找到经历之间的情感连接，对父母和儿童的一切合理的动机和需求持抱持态度、在解释他们之间的冲突的时候充当父母和儿童之间的翻译者、给创伤命名、敢于说出什么会产生伤害、记住愤怒带来的痛苦、在照顾好自己的前提下提供安慰和善意，鼓励来访者拥有希望（Lieberman et al.，2015，第191页）。基于治疗的复杂性，治疗师必须是经过良好训练的，将上面提到的忠诚概念化，就包含了六个相互关联的主题。这六个主题非常的有用。它们是CPP过程中的支柱，可以指导治疗师的工作，就好像是督导在对治疗师提供支持。然后，治疗师和"督导"一起为来访家庭提供支持。这六个主题如下：

1.反思练习的原则

治疗师必须解决可能因父母和儿童的互动或者双方与自己互动而引起的强烈情绪反应。治疗师必须清楚地意识到这些情绪，这样在治疗的过程中才能不被这些情绪所打扰，保持中立，并且为儿童和父母提供情感支持。

2.情绪处理的原则

治疗师必须帮助父母和儿童去探索他们对自己所经历的创伤和困难的复杂感受，帮助他们意识到他们所做出的反应可能是为了做出一些适应性改变，让自己更健康。与创伤有关的内容可能会引起儿童和父母的强烈反应。治疗师必须能够帮助照料者命名这些创伤，帮助他们管理儿童的情绪反应，并且帮助照料者反省情绪状态、处理自己的反应。

3.双方关系的原则

治疗师必须支持父母和儿童之间的关系，帮助他们从创伤中恢复过来，并且回到发展的正常轨道上。治疗师需要考虑到自己的话语、动作以及沉默对儿童和照料者带来的影响。尤其重要的是，治疗师要关注照料者和儿童对干预的体验以及他们如何减弱或者增强彼此之间的依恋关系。

4.创伤框架的原则

在CPP中，治疗师需要识别和描述儿童和父母经历的创伤以帮助双方走出创伤带来的影响，帮助儿童回到正常的发展轨道上。治疗师通过帮助照料者理解在创伤情境中双方的行为反应来提高照料者理解儿童的能力。照料者往往在理解儿童在可怕经历下的反应以及区分过去和现在的情境这两方面会出现困难。

5.程序原则

治疗师要坚持那些对治疗工作有指导性和组织性意义的关键程序，包括检查（纸笔检查）和观察。评估阶段不仅要对发展状况进行评估，更重要的是对照料者和儿童的创伤经历进行评估。

6.内容原则

治疗师需要在整体上把握住治疗的目标，但是对于治疗的每一个部分应灵活应对，来满足儿童和照料者的需求。

儿童-父母心理疗法中的自我反思性督导的重要性

自我反思性督导是CPP训练中重要的一部分，也非常的有效（Osofsky & Weatherston，2016）。与一般直接的督导不同，反思要求治疗师从当下的、紧张的治疗工作中抽离出来，从被创伤影响的婴儿、儿童以及他们的家庭的互动中抽离出来，花时间思考这些经历的意义。这些工作给治疗师自己带来了怎样的感觉，这给治疗师现在所面对的儿童或者家庭带来了什么？和一位自己信任的督导师进行反思性督导可以帮助治疗师检查自己在给这个家庭做治疗时的想法和感受，并且找到最适合当前来访家庭的干预方法，去满足这个家庭自我满足、成长以及发展的需求。为了有效地进行反思性自我监控，督导师和治疗师需要创造一个相互信任、安全的环境，并且这一督导程序需要稳定、持续地进行。这就要求双方进行合作，共同承担起责任，开放地交流分享。在这样的环境中去探索情绪、想法和感觉是非常安全的，无论它们是积极的还是消极的。并且，还可以了解自己对一些情况的反应在治疗工作中起到了怎样的作用。

结　论

CPP是一种基于研究和临床研究结果的干预方法，为受创伤事件影响的婴儿、幼儿以及他们的照料者所设计。婴幼儿可能会出现依恋问题、行为或者情绪控制问题以及心理健康问题。CPP是为了支持和巩固他们和照料者之间的依恋关系，并帮助儿童回到正常的发展轨道上。以关系为基础的疗法为儿童和父母通过游戏解决发展和关系中的难题提供了空间。此外，这一过程的核心还有通过让父母理解创伤对孩子和自己的情绪反应带来的影响，从而深入思考孩子的内心世界，理解孩子的感受、想法以及愿望。在CPP中，治疗师对自己的有效监督在支持照料者的时候发挥重要作用。

第三章　依恋关系和行为改变疗法

特拉华州大学的Mary Dozier和同事们提出的依恋关系和行为改变疗法（ABC），是基于对受创伤影响的儿童的治疗经验发展而来的。ABC干预的方法已经成功运用于很多被粗暴对待的儿童的治疗（Dozier, Meade, & Bernard, 2014）。更重要的是，ABC疗法在不同的样本和情境下的运用，都显示出了积极的效果，包括运用于在寄养家庭被粗暴对待的儿童和在原生家庭被粗暴对待的儿童身上。在坚持ABC的原则与治疗原则的基础上，ABC的影响力与应用范围在进一步扩大（Caron, Bernard, & Dozier, 2016）。最近，这一疗法被社区机构成功地使用（Caron, Weston-Lee, Haggerty, & Dozier, 2015; Roben, Dozier, Caron, & Bernard, in press）。在这一章，我们将结合一些科学家的研究结果和理论、临床治疗师对这一疗法的运用和评估，来介绍ABC疗法的内容。

ABC疗法与CPP一样，其理论基础都是依恋理论。ABC疗法主要是减少第一章中所提到的混乱型依恋，这一依恋类型在受到粗暴对待的儿童身上非常常见，典型的特征就是缺乏一种持续的管理策略（Bakermans-Kranenburg，van IJzendoorn，& Juffer，2005），这样一来混乱型依恋的儿童就会表现出一直失调的状态。ABC与CPP不同之处在于，ABC是专门用于6-24个月的受到粗暴对待的婴幼儿，解决这一个群体特有的依恋问题和生理心理失调的问题（Dozier，Bick，& Bernard，2011）。通过对婴幼儿进行干预——这一个群体对粗暴对待尤其敏感——ABC疗法可以帮助他们恢复，并防止在以后的发展过程中出现更严重的问题。

ABC疗法的过程相对来说比较简洁，是由10次长达1个小时的治疗组成的。在这10次治疗中去改善父母-儿童的关系，提高父母的参与度（Dozier et al.，2014）。Dozier和同事们（2014）主张，在家里进行10次ABC的治疗，并且要求儿童和父母同时参与，这对治疗的效果非常重要。理论认为，当父母在自然的环境下学习到了技能，那么父母就更可能会整合、运用它们。ABC疗法受到有关被粗暴对待的孩子的需求的相关研究和在这一群体身上运用后发生积极改变的临床案例的支持。

ABC干预疗法的目标

虽然生命早期的粗暴对待和混乱型依恋会影响儿童之后的适应性发展，但是改善父母-儿童的关系对经历创伤的儿童会有积极的影响。儿童的依恋类型是不固定的；即使是在被粗暴对待之后，使用有效的管理策略，他们也可以形成安全型依恋（Dozier，Stoval，Albus，& Bates，2001）。ABC疗法通过改变可能粗暴对待孩子的父母的行为，主要是增加其积极行为，减少其消极行为，来改善父母-儿童的关系（Bernard，Dozier，Bick，LewisMorrarty，Lindhiem，& Carlson，2012；Dozier et al.，2014）。

目标1：形成敏感性养育

ABC疗法的首要目标就是帮助父母形成敏感性养育，从而让他们对儿童的焦虑情绪变得敏感。敏感性养育（Nurturance）是Bernard，Meade和Dozier（2013）首先定义的，它是父母对儿童焦虑做出的回应的方式，也包括父母让儿童感到安全的能力。虽然很多研究并没有将父母对儿童焦虑的敏感性和在儿童平静时的敏感性做出区分，但是父母在儿童焦虑时候的敏感性（敏感性养育）对于形成安全型依恋关系尤为重要（Bernard et al.，2013）。Dozier和同事们（2014）强调，如果照料者没有敏感性养育，那么即使是没有受到粗暴对待的儿童也会形成不安全的依恋关系。

目标2：培养同步性

ABC的第二个目标就是通过培养同步性，帮助家长在非焦虑的情境中（例如，游戏的时候）变得更加敏感。Bernard和同事们（2013）将同步性定义为父母"跟着孩子的领导"（第6页），同时回应孩子的需求来给孩子提供支持。研究者强调，在解释同步互动时"serve and return"的隐喻（National Scientifc Council on the Developing Child，2012）会有很大的帮助（Bernard et al.，2013）。儿童跑向一个新玩具的动作可以被叫做"serve"，这时候家长就会做出即时的回应，例如给这个新玩具命名，这一行为就是"return"。如果父母没有自发地支持儿童探索的行为，儿童非常容易形成认知缺陷，如果父母在陪同孩子游戏的时候敏感性过低，会影响儿童社会情绪以及生理心理的发展，例如更强的焦虑感和神经生物性的失调（Bosquet Enlow，King，et al.，2014）。事实上，Bernard和同事们（2013）认为，虽然敏感性养育在很大程度上可以预测父母-儿童之间是否可以形成安全的依恋关系，但是同步性对行为和生理反应的控制更为重要。ABC疗法鼓励父母不仅仅是对儿童做出"回应"，更要向儿童的需要展现"喜悦"以及"自发的、无条件的积极关爱"（Dozier et al.，2014，第47页）。

目标3：减少恐吓和侵入性行为

粗暴对待孩子的父母往往容易出现恐吓以及侵入性行为，ABC的第三个目标就是减少父母的这类行为。恐吓的育儿方法会导致混乱型依恋，因为在儿童既需要父母又害怕父母的时候，他们就不知道该如何处理焦虑情绪（Carlson，1998）。ABC疗法帮助父母识别并减少自己的恐吓和侵入性行为，从而减轻儿童的不安全依恋并帮助儿童提高控制能力。父母的恐吓行为往往是无意识的。例如，有些与自己的孩子依恋关系属于不安全类型的父母，如果跟他们提起一些自己与照料者之间的不愉快、消极的经历，他们会表现出意外、惊讶和一些恐惧感（van IJzendoorn，Schuengel，& Bakermans-Kranenburg，1999）。父母们要意识到，侵入性的行为，例如迅速且高唤起的行为，即使是善意的，也会对孩子造成恐吓。ABC疗法通过帮父母们培养敏感性、同步性，帮助父母们使用不包含恐吓与威胁性的行为。

心理生理的管理和控制

ABC疗法在推动形成同步性和敏感性养育的同时，还有一个作用就是改善受到粗暴对待的儿童的心理生理反应（Bernard, Dozier, et al., 2015）。养育敏感性更高、同步性更好的父母，会为孩子提供一个更有利于生理心理反应控制的环境，包括HPA轴的调节。正如我们在第一章中所说的，改善HPA轴的生理反应有助于儿童灵活应对焦虑，并且更容易从焦虑中恢复，环境中的消极事件对他们带来的影响会更小，患上精神疾病的风险也更小。此外，HPA轴的功能还与大脑的发展息息相关。ABC疗法通过改善生理心理的反应，防止或者减轻被粗暴对待的儿童出现心理生理的问题。

ABC干预疗法的设计

ABC疗法由10次规范化的治疗组成，有3个基本目标。其中有几次治疗特为帮助父母阐述可能导致他们出现粗暴和低敏感性的行为背后的想法和感受，同时涉及如何去引导儿童改变将父母拒之千里之外的行为。

ABC干预的目标通过结构化的谈话、联系、视频反馈以及即时讨论评价来完成（Dozier et al.，2014）。结构化的讨论为干预的目标以及其重要性提供基于案例和研究的支持（Roben et al.，in press）。即时讨论评价是干预的最重要的特性，当父母和孩子互动时，这一类的反应评价需要每分钟出现一次。Dozier和同事们（2014）说道"手册化的内容当遇到即时讨论评价时也要往后靠一靠了"（第48页），当然这和每一个来访者家庭的特点以及需求有关。

即时的讨论和评价可以让父母了解到当前的干预进行到了哪一阶段，与目标之间的距离。这一反馈包含三个组成部分：①清晰具体地描述父母的行为；②将父母的行为与干预目标结合起来；③强调父母的行为是如何影响孩子的（例如，为什么行为非常重要；Roben et al.，in press；Meade，Dozier，& Bernard，2014）。与一些父母对干预中的评价和反馈相反，这种即时的反馈往往是积极的（Meade et al.，2014），尤其是在前几次治疗谈话中，父母的敏感性养育和同步性还不是很强的时候。为了保持积极的互动，父母的行为如果是相对比较消极的，那么就需要通过训练在其中加入短暂的积极行为（Bernard et al.，2013；Meade et al.，2014）。当父母出现短暂的同步性时，Dozier和同事们（2014）提出以下一些比较适当的即时评价反馈："他递给你了一个玩具，你从他手里接过来了……这样你就非常好地让他作为了领导者……让他知道自己在世界上是会产生一些影响的"（第48页）。Bernard和同事们（2013）提出了另一个在父母表示出敏感性养育时的即时评价反馈："他还是哭泣，你过去抱了抱他……这就体现出了你对他的敏感性养育……让他知道在自己伤心的时候，他是可以信任你的"（第8页）。随着治疗谈话次数的推进，父母变得原来越熟练，有了很大的进步，治疗师就可以开始做即时评价、支架式教学、指出父母需要做出改变的地方（Meade et al., 2014）。治疗师要鼓励父母跟从孩子的领导、举例子、在父母做得不够好时指出来。举个Bernard和同事们描述的例子，治疗师在看到父母忽视了儿童的焦虑时，可以说："他看起来很不安，这似乎是他需要你安慰的时候"（第8页）。

ABC干预疗法模型的原则

对于治疗师来说，即时的反馈和评价是比较具有挑战性的，因为这要求治疗师在关注结构化流程的同时观察父母-儿童之间的互动（Meade et al., 2014）。为了保证ABC的模型被完整地使用，10次治疗都需要进行视频记录，这样治疗师和父母都可以通过视频获得反馈。Meade和同事们（2014）说，治疗师通过视频受到监督，除此之外，治疗师可以将视频编码成5

分钟的小段。通过编码，治疗师可以识别出父母的目标行为并且做出回应，他们可以看到自己是否错过了做出即时评价反馈的机会，自己的即时评价反馈是否与目标相吻合（例如，做出的评价反馈正好与父母的行为相匹配），自己的评价是否过于具体或者还比较模糊。这一过程保证了治疗的顺利开展。在Caron和同事们的一个个案研究中，一位治疗师为19个家庭提供了176次治疗，研究发现高频率高质量的即时评价反馈可以直接预测父母敏感性的提高和侵入性行为的减少。除此之外，治疗师给出的评价越多，来访者家庭越不容易脱落。

对ABC干预疗法的评估

ABC干预过程中，每次治疗中对照料者的行为定性编码，是评估的重要部分（Bernard et al., 2013）。正如我们在之前所提到的，编码包括给治疗的视频片段编码。除此之外，在每次治疗之后治疗师都用五点评分来编码父母的行为，这样的话就可以连续地评估父母和儿童双方的进步和需要（Dozier et al., 2014）。

有一些父母会在同步性发展上遇到困难，有一些也会在敏感性培养上遇到问题，还有一些父母可能在同步性和敏感性上都做得很好了，但是在给孩子回应时会过于频繁。

基于ABC疗法的灵活性，可以实时根据来访家庭双方的行为与需求和对父母的行为模式的编码，来设计接下来的治疗内容（Bernard et al.，2013）。除此之外，为了评估总体上父母在发展同步性上的进步，在10周的治疗前后都会进行一次结构化的游戏来对父母的行为进行评估。

ABC疗法简介：每一次治疗内容

对10次治疗的概括可见表3-1，下面我们会描述更多的细节。

表3-1　依恋与行为改变干预每次治疗内容总览

治疗	目标	主题
1	敏感性养育	让照料者明白在儿童出现焦虑情绪时敏感性养育的重要
2		当儿童不安，回避照料者时，照料者也应有敏感性
3	同步性	让照料者明白在儿童游戏时同步性的重要
4		在游戏时让儿童"掌控"全局，从而让他们获得控制感
5	侵入性	以儿童的参与和回避行为作为线索，减少行为侵入性
6	恐吓行为	明白恐吓行为的影响，并用其他方式取代恐吓
7	敏感性养育、同步性、侵入性、恐吓行为	理解潜在的想法和感受会影响对孩子做出的回应
8		消除对孩子的自动化回应，使用同步性和敏感性养育方式
9		巩固当前成果，强调在与儿童的互动中接触与抚摸的重要性
10		巩固当前成果，强调理解儿童的情绪

数据来源于Dozier, Bick, & Bernard（2011）以及Dozier, Meade, & Bernard（2014）。

第一次治疗：敏感性养育

在第一次治疗中，治疗师会介绍干预的目标并描述敏感性养育的内容。治疗师会强调敏感性养育对儿童的幸福感的重要性，包括这怎样让儿童获得控制感觉和安全感。治疗师会承认儿童之前被粗暴对待的经历会使他们难以用平静、温和的方式对待生活，这也会让照料者有挫败感。治疗师会让照料者回忆最近儿童出现焦虑症状时与儿童之间的互动、照料者自己的回应方式，以及是什么感受和经历让照料者的敏感性降低了，从而帮助父母明白敏感性养育的重要性。

第二次治疗：当儿童出现挑衅性行为时的敏感性养育

在第一次治疗的基础上，第二次治疗中，治疗师将主要解决在儿童的行为具有一定的挑衅性时，照料者如何用敏感性养育来改变儿童的行为。治疗师会让照料者去思考儿童这些行为背后所表达的需要，从而提升照料者的敏感性。此外，治疗师还会帮助照料者去区分在面对自己孩子表现出的安全型依恋的行为和不安全型依恋的行为时，自己感受的区别。父母要学会怎样使用敏感性养育的方法去回应孩子，即使孩子的行为让自己觉得消极或者不舒服。

第三次治疗：同步性

在第三次治疗中，治疗师会向父母介绍同步性的改变，告诉父母去服从孩子的领导对孩子有什么好处，包括这样会让孩子觉得自己是可以"影响世界"的（Dozier et al.，2014，第48页）。当父母允许孩子去自行探索，并给予连续的、欣慰的回应时，孩子会觉得自己是有控制能力的，从而带来很多积极的影响。视频反馈是用来回顾父母–儿童互动的一种方法，来检查父母的回应是否服从了孩子的领导。

第四次治疗：当任务具有挑战性时的同步

第四次治疗中，父母要学习怎样愉快地接受孩子的领导，从而提升孩子的自我价值感。尤其是当孩子遇到一些具有挑战性的活动时，让他们在这一类活动中获得"控制权"可以提升孩子的自主性（Dozier et al.，2014，第50页）。治疗师鼓励父母让孩子独立地去完成一些具有挑战性的事情。

第五次治疗：减少侵略性

在第五次治疗中，父母将学习到侵入性的行为和恐吓行为将怎样影响孩子。侵入性的父母往往会对孩子的需求产生忽视，或者没有意识到孩子希望父母不要这样，希望父母可以慢慢来（Bakermans-Kranenburg et al.，2005）。因此，治疗师要让父母意识到儿童给出的信号，注意儿童是准备好跟你互动了还是被吓到了。治疗师和父母共同回顾父母和儿童之间互动的视频，当看到父母理解了孩子的信号的片段要即时给予表扬。

第六次治疗：减少恐吓行为

在第六次治疗中，父母需要了解自己的行为是怎样恐吓到孩子的（Dozier et al.，2014）。治疗师和父母需要讨论怎样缓冲令人恐惧的场景给儿童带来的冲击——通过提供一种安全感，而不是恐吓。一种有效的方法就是让家长回忆在自己童年期感受到父母的恐吓的经历，然后再想一想自己可能在什么时候恐吓到了孩子。让父母观看之前治疗的录像，通过观察，讨论有什么方法可以替代恐吓。

第七次治疗："过去的声音"

第七次治疗尤其敏感，因为在这一次治疗中父母将被问到自己潜在的想法和感受是怎么导致孩子的行为问题的。Dozier和同事们（2011）提出，当与父母讨论他们自己可能影响孩子的行为和想法时，很有必要使用具体的表达方式。治疗师将父母

们过去的依恋经历称为"过去的声音"（Dozier et al., 2011,
第86页）。治疗师和父母一起回顾之前治疗的录像时，要找出
那些阻碍了父母产生敏感性和同步性的行为和想法。

第八次治疗："克服"自动化反应

在第八次治疗中，治疗师和父母一起努力，让父母意识到
"过去的声音"对自己的影响，从而让父母的自动化反应减少
（Dozier et al., 2014）。更重要的是，治疗师要帮助父母提高
"克服"对孩子产生消极回应的能力（Dozier et al., 2014, 第
51页）。父母要学会持续地保持敏感性和同步性，尽管有时候
直觉会阻止他们这么做。当父母决定开始这项艰难的工作时，
就说明在之前的治疗中他们明白了敏感性和同步性对孩子的幸
福感的重要性。

第九次治疗："肢体接触和抚摸的重要性"

第九次治疗需要强调父母-儿童互动时，肢体接触和抚摸
的重要性（Dozier et al., 2011, 第87页）。可能会粗暴对待自
己孩子的父母往往会比较回避抚摸行为，这可能也是由于自己
被虐待的经历导致。但是，适当的肢体接触对遭遇粗暴对待的
儿童尤为重要，因为这会给他们提供一种安全感。正如我们在

第一章中所提到的，来自母亲的积极照料可以改善儿童的神经生物系统，从而缓冲焦虑和其他消极情绪带来的影响（Gee et al.，2014）。其他的研究也指出，在儿童焦虑和游戏的时候，来自母亲的适当的肢体接触对儿童的神经生物系统都有帮助（Feldman，Singer，& Zagoory，2010）。

第十次治疗：读懂情绪，巩固当前成果

ABC治疗的最后一次，需要对父母强调读懂儿童情绪的重要性，以及让父母认识到如何帮助孩子正确地表达情绪（Dozier et al.，2011）。这是一次支持性的治疗，来巩固父母已经学到的关于如何意识到孩子需求的知识，以及怎样增强敏感性和同步性。治疗师需要强调，儿童有表达积极和消极情绪的自由，父母有责任帮助儿童管理情绪、组织表达方式。父母和治疗师一起回顾之前的录像，观察父母的进步，包括敏感性和同步性的增强、在儿童表达消极情绪时恐吓性与侵入性行为的减少。

ABC干预疗法的实践案例

ABC干预的实施中，通过随机对照实验的方法，证实这一

疗法对被粗暴对待的儿童的治疗效果显著。在这些随机对照研究中，受到过粗暴对待的儿童被随机分配在ABC治疗干预组或对儿童的家长进行育儿教育的干预对照组。在干预开始之前，父母和儿童的各项功能都被进行了评估。

对来自于寄养家庭和儿童保护服务组织（CPS）的家庭进行的研究发现：对于与生父母生活在一起的孩子，ABC疗法成功地改善了父母-儿童之间的关系，完成了首要目标。在一个月后的回访中，接受ABC疗法的寄养家庭中的儿童，在实验室中诱发依恋行为的活动中（Dozier et al.，2009），对父母的回避更少，寄养家庭中的母亲的敏感性更高，更能遵从孩子的领导（Bick & Dozier，2013）。与之相似，CPS中接受ABC疗法干预的儿童与控制组（父母接受育儿教育的组）相比，表现出混乱型依恋的比例更小、安全型依恋的比例更大（Bernard et al.，2012）。这就说明了父母对孩子情感和需求的理解和回应会带来积极的结果。Bernard，Simons和Dozier（2015）发现，多年后CPS中接受ABC疗法的母亲面对孩子的情绪表达（哭、笑）与中性情绪相比，其脑电波的激活更强（通过EEG测量），但是在控制组的母亲并没有出现这一现象。此外，这种脑活动的增强与母亲的养育敏感性显著相关。

也有研究表明，接受ABC治疗的儿童会有更好的社会情感和认知功能，尤其是当面对焦虑情绪时，接受ABC治疗的孩子能处理得更好（Lind，Bernard，Ross，& Dozier，2014），并且他们有更完善的执行功能（Lewis-Morrarty，Dozier，Bernard，Terracciano，& Moore，2012）。Lind和同事们（2014）在一项具有挑战性的父母-儿童互动的任务中，检测了CPS中儿童的情绪表达。在这项任务里，儿童要解决很多问题，这些问题的难度逐渐上升。与控制组的儿童相比，接受了ABC疗法干预的儿童，其消极情绪显著减少，包括表达愤怒的行为、对父母的愤怒、对整件事的愤怒和悲伤。尤为重要的是，研究已经证明了，从长远角度来看，接受ABC疗法干预的儿童的执行功能会发展得更好。在为期10周的干预后，对这些学龄前儿童进行大约3年的随访，发现寄养家庭中接受ABC疗法干预的儿童，在婴儿期和幼儿期表现出了认知灵活性和心理理论，与一般正常发育的儿童非常相似（Lewis-Morrarty et al.，2012）。

为了改善父母-儿童的关系，ABC疗法的一个辅助目标就是提升被粗暴对待的儿童的生理心理控制能力。随机对照研究通过检测儿童HPA轴的反应，发现ABC治疗对其恢复正常反应非常有效。在接下来1个月的追踪中，Dozier和同事们（2006）发现寄养家庭中接受ABC干预的儿童昼夜皮质醇调节的模式与正常发展的孩子无异，但是控制组的孩子就出现了异常。

分别对CPS中的儿童进行干预后一个月的追踪研究（Bernard，Dozier，Bick，& Gordon，2015）和三年的追踪研究（Bernard，Hostinar，& Dozier，2015），都重复了上述结果。Bernard，Hostinar和Dozier（2015）追踪受ABC干预的儿童，发现他们的昼夜皮质醇在整个学龄前都维持着正常水平。正如我们在第一章中所提到的，HPA轴的功能和很多生理、心理的健康水平都有关系。因此，接受ABC疗法干预的儿童，其皮质醇维持在正常水平，那么他们的健康状况将不会很差。

结 论

ABC疗法是一种适用于儿童生命早期、具有目标性的、短期的干预方法。这种干预方法用于被粗暴对待的儿童，包括寄养家庭的儿童和CPS家庭中的儿童。虐待和忽视很轻易就可以对婴儿期和幼儿期的孩子造成创伤。ABC疗法相关的随机对照实验表明了它的有效性，证明其可以改善在婴儿期和幼儿期经历粗暴对待儿童的心理生理健康。值得一提的是，这些接受ABC干预的孩子，他们的发展水平可以"赶上"其他没有创伤经历的同龄人，表现在他们的认知功能、情绪、神经生物系统功能都恢复了正常。ABC的首要目标是改善父母的行为，这是儿童可以恢复的重要原因。重要的是，无论是从短期还是长期来看，接受ABC干预的孩子，其身心健康水平都有显著提高。未来还需要更多的研究去探索接受了ABC干预的父母再次粗暴对待孩子的概率。

第四章　父母-儿童互动疗法

　　父母-儿童互动疗法（PCIT）是一种针对2~7岁具有破坏性行为的儿童的非常成熟的行为疗法，已有很多研究表明这种疗法对儿童的严重的攻击性行为和敌对行为有非常好的治疗效果（Wagner，2010）。PCIT最开始是由Sheila Eyberg（1988）创立的，适用于表现出严重的内化和外化问题的、严重行为问题的（如虐待动物、纵火、偷窃、说谎）、注意力缺陷多动障碍、因为父母离婚或者经历收养产生次级问题（McNeil & Hembree-Kigin，2010）的婴幼儿。PCIT的治疗师都指导父母用一种间接的、充满活力的形式与孩子游戏，并进行行为管理，从而来改善孩子的行为表现。

　　自从PCIT被用于治疗孩子的破坏性行为，很多儿童粗暴对待研究领域的临床专家和研究者就开始将其进行适当地改编，运用于粗暴对待儿童的父母（e.g.，Urquiza & McNeil，1996）、生活在寄养家庭经历了粗暴对待的儿童（e.g.，McNeil，Herschell，Gurwitch，& Clemens-Mowrer，2005）、经历家庭暴力的父母和儿童双方（e.g., Borrego, Gutow, Reicher, & Barker, 2008）。在我们说PCIT的发展、应用以及结果之前，有必要先介绍一下这一疗法的理论基础和相关研究。我们首先介绍PCIT这一疗法的大体框架，然后阐述运用PCIT研究暴力对待和创伤经历二者关系的发展历程。我们会对PCIT应用到被暴力对待和被创伤影响的儿童的框架和存在问题进行讨论。

根据Patterson（1982）的强制理论，儿童出现行为问题的原因就是亲子之间的行为相互适应不良的循环，简言之，父母对儿童提出一个要求，儿童回应的方式并不是父母所期望的（例如，抱怨、蔑视、攻击），面对这种回应方式，父母要么就是撤回了自己对儿童提出的这个要求（会强化儿童的消极行为），要么就是用更消极的行为来回应。如果这样能让孩子服从父母的指令，那么父母的行为就会被强化，从而继续使用强制性或恐吓性行为。父母回应的不一致将导致父母和孩子双方适应不良的行为持续出现，并且会因为积极和消极的结果交替出现而增强。

受Patterson（1982）的社会学习理论、Hanf（1969）的操作性父母训练模型、Baumrind（1966，1967）关于父母养育方式的研究结果影响，Eyberg试图开发一套对父母进行训练的程序以打破上述的不良循环。这一训练内容是帮助父母发展一些技能，让父母可以提高养育敏感性、积极参与孩子的抚养、在设定界限和规则（如，权威型）的同时提供温暖。通过传授给父母游戏的技巧，来建立（或者重建）父母与儿童之间的积极温暖的关系。一旦父母掌握了这些技能，儿童对于父母给出的指令和要求就会有更积极的回应。PCIT的总体目标就是通过改变父母非最优的教养方式（如，权威型、溺爱型、放任型），让父母与孩子之间有更多积极有效自主的互动，来减少孩子的行为问题。

原始的父母-儿童互动疗法的相关研究

父母-儿童互动疗法最初发展起来，是因为在完全随机控制的实验中（e.g., Bagner & Eyberg, 2007；Boggs et al., 2005；Nixon, Sweeney, Erickson, & Touyz, 2003；Schuhmann, Foote, Eyberg, Boggs, & Algina, 1998）其被发现可以有效减少儿童的行为问题。接下来，在用PCIT治疗后为期6年的追踪中，发现儿童的行为问题持续改善（Hood & Eyberg, 2003），并且这种改善无论是在治疗室还是在家里（Boggs, Eyberg, & Reynolds, 1990）、或者在学校（McNeil, Eyberg, Hembree Eisenstadt, Newcomb, & Funderburk, 1991）都体现出来了。有趣的是，不仅接受了治疗的儿童的行为在各种情境下得到了改善，他们没有接受过治疗的兄弟姐妹也出现了行为的改善（Brestan，Eyberg，Boggs，& Algina，1997）。与之前的完全随机实验中出现的行为改善的结果相比，PCIT在以西班牙为母语的家庭中（McCabe，Yeh，Garland，Lau，& Chavez，2005）、汉语为母语的家庭中（Leung，Tsang，Heung，& You，1999）、以及非洲裔美国人家庭中（Fernandez，Butler，& Eyberg，2011）都出现了儿童行为改善的结果。

在这之后，对原始的PCIT进行了一些改动，应用于实践后发现这一疗法除了对行为失调的儿童外，还对其他的人群有效。Chase和Eyberg（2008）将PCIT运用在共病性对立违抗性障碍和分离焦虑的儿童群体上，发现他们的行为问题和焦虑症状都有所减轻。与等待治疗的控制组相比，PCIT也可以有效减少儿童的行为问题，并且可以改善被诊断为智力缺陷或者孤独症儿童的家长的育儿能力（Bagner & Eyberg，2007；Solomon，Ono，Timmer，& Goodlin-Jones，2008）。

父母-儿童互动疗法的顺序

评估来访者阶段

从刚开始见到照料者到治疗的最后一次会面，PCIT都是一个结构化的有组织的过程。根据每个家庭带来的问题以及卷入的照料者的数量的不同，评估阶段包含的治疗次数会有所不同。但是，如果是典型的只有一位照料者的情况下，评估阶段通常包括一次或者两次治疗。虽然让儿童也加入治疗会获得更多的有价值的信息，但是通常第一次治疗只包含照料者。这样就可以给照料者完全的自由和空间去阐述自己的问题和困惑，还可以让临床治疗师在不被打扰的情况下尽可能多地获得信息。因为有些内容如果在儿童面前说起可能不太合适或者让儿童难以接受。此外，PCIT适用的儿童往往会有行为问题，那么这就会让治疗师和照料者在治疗时分散一部分精力去照顾他。在治疗的初始阶段，父母可能在一见面的时候就将治疗师看做"专家"，认为治疗师可以从第一次接触就开始"治疗"，孩子的问题就会得到改善甚至是解决。这种不实际的期待会影响到照料者对治疗的信心，以至于减弱了治疗效果。最后，当治疗被创伤和虐待影响的家庭时，单独见照料者可以让他们说出自己的担心和问题，从而提升确定感和安全感。

刚开始和照料者的会面要花一些时间来建立关系，然后就是一个半结构化的访谈（大约45分钟），再让父母进行一些纸笔的测验。纸笔测验通常包括Eyberg儿童行为检查量表（ECBI；Eyberg & Pincus，1999；Eyberg & Ross，1978）和适用于在日托所或者学前班儿童的Sutter-Eyberg学生行为检查量表修订版（Eyberg & Pincus，1999；Funderburk & Eyberg，1989）。虽然这些细致的准备工作要求所有PCIT个案开始前都要完成，以评估和监控治疗的效果，但是不同的来访家庭也可能还会需要进行其他的测量和评估内容，可能包括对儿童创伤史、发展、情绪、适应性、认知能力的更加深入的评估。对照料者进行养育焦虑、心理健康、创伤史、共同抚养的质量的相关评估也是必不可少的。

上述的信息都从照料者那里收集到之后就进入到下一个阶段——对儿童-照料者之间的互动进行评估。对儿童和照料者之间互动情况的评估结果为量化治疗的效果和制定治疗计划打下了基础。儿童与父母之间的关系将用父母-儿童互动编码系统-IV（DPICS-IV；Eyberg，Chase，Fernandez，& Nelson，2014）来进行评估。DPICS-IV包括了三个长达5分钟的观察阶段：①儿童主导的游戏；②父母主导的游戏；③清理打扫。会提供给父母和儿童一个舒适的空间。空间中会有工作区域（舒适的椅子和桌子，适用于儿童和家长），角落的休息椅，五组玩具（例如，乐高、洋娃娃、积木、拼图、小动物）被放在工作区或者散落在地上，以及一个用来放清扫工具和垃圾的工具箱。在儿童主导的游戏中，父母只需要跟着儿童的领导，让儿童以自己喜欢的方式去游戏。相反，在父母主导的游戏阶段，父母要用同样的玩具来领导儿童游戏。在这种情况下，期望的是儿童遵循父母的规则，父母用自己惯用的方式强化规则。最后，在清理打扫阶段，父母需要要求儿童进行打扫，我们所期望的就是儿童可以靠自己把所有的玩具都放回原位。治疗师会全程观察这三个阶段（通常是透过单面镜），同时用DPICS-IV编码系统对儿童和父母的行为做出评估。对父母的行为和回应的评估包括九类：对儿童具体行为的赞扬、对儿童谈话的回应、对儿童行为的语言描述、"中立的谈话"（例如，父母的语言既没有包含对儿童行为的评价也没有包含对儿童行为的解释）、没有针对性的赞扬、直接的或者具体的要求、不直接不具体的要求、问题、"消极的谈话"（例如，批评、嘲笑）。儿童的行为会根据对父母的要求是否顺从进行编码。

当把获得的、和观察得到的信息进行汇总和分析，照料者就能够根据治疗师对儿童的印象以及PCIT的目的得到反馈。会有一次治疗的内容以反馈为主，这一次治疗包括更进一步与父母沟通，阐述针对父母和儿童双方的治疗的内容与其合理性，约定治疗的参与规则和对家庭作业的要求，并且规划接下来的治疗内容。在反馈的这一次治疗结束之前，治疗师会给父母布置第一次"家庭作业"。治疗师会要求父母去追踪孩子的日常行为，并且每天花大约五分钟的时间和孩子单独相处。这一疗法的程序说明和儿童行为检查量表会在每一次治疗的开始给家长浏览回顾，从而让家长能一直将治疗的目的和过程记在心中，能够持续记录孩子的行为，检验其是否改善，也督促家长可以坚持治疗，解决新生的疑惑与困难。

与其他应用在童年早期的疗法相同，PCIT是针对父母和孩子双方进行的。每一个家庭中的父母-儿童都是一个独特的组合，那么当PCIT中一个家庭需要对多名照料者进行治疗时，就需要分别对每个照料者进行评估。在治疗过程中，父母双方都要出席，但无论是儿童主导的互动还是以父母为主导的互动，每次只能集中于父母的一方或者儿童一个人。多个照料者参与治疗的形式是多样的。例如，在家庭成员完整的家庭中，父母双方都要参与90分钟的治疗，但是真正的父母-儿童互动必须要让父母双方分别与孩子进行（例如，前45分钟让孩子与母亲互动，后45分钟让孩子和父亲互动）。与之相似，如果有多个照料者，每个照料者都需要轮流来参与治疗，如果来访家庭可以，那么可以每周安排多次治疗。

治疗阶段

表4-1　父母-儿童互动疗法过程概括

阶段	治疗内容
通过自我激励来有所提高（6次治疗）	来访者陈述需要设定的规则和需要做出的改变，并表示对规则和改变的同意或反对态度，制定育儿和双方关系的目标，讨论实际情况以及现实和目标之间的差距，治疗师鼓励来访家庭做出改变
评估（2次治疗）	治疗前的评估包括半结构化的访谈、ECBI、DPICS-IV等量表的测量（例如，BASC-2/CBCL）、以及对家长所提出的具体问题的评估（例如，**创伤经历、父母的功能**）
CDI 定向	对父母的行为给予反馈，对父母提供CDI技巧的指导（60~90分钟），**主要集中于创伤后的玩耍和情绪的调节**
CDI 训练（4~6次治疗）	用5~10分钟的时间来回顾前面几次取得的进步以及父母的困惑和困难，接下来的5分钟治疗师观察父母与儿童之间的互动，然后对CDI的技能进行指导和训练（30~40分钟）。**为儿童的不当行为（如有）和创伤后的游戏提供发展的指导意见**
PDI 定向	为父母提供PDI技能的指导（60~90分钟），**主要集中于父母对自己情绪的监测和情绪管理的策略**
PDI 训练（4~6次治疗）	用5~10分钟的时间来回顾前面几次取得的进步以及父母的困惑和困难，接下来的5分钟治疗师观察父母与儿童之间的互动，然后对PDI的技能进行指导和训练（30~40分钟）
结束阶段（1~2次治疗）	进行治疗后的评估（例如，重新用量表进行测量），以及**进行一次来访家庭毕业的治疗**
后续	根据来访者家庭的需要安排其他治疗

表中的黑体字表示对传统PCIT的改变部分。

BASC-2/CBCL = Behavior Assessment System for Children, Second Edition/Achenbach Child Behavior Checklist; CDI =Child-Directed Interaction; DPICS-IV = Dyadic Parent‐Child Interaction Coding System‐IV; ECBI = Eyberg Child Behavior Inventory; PDI = Parent-Directed Interaction. Data from Chaffn et al. （2009）, McNeil and Hembree-Kigin （2010）, and UC Davis Children's Hospital （2016）.

PCIT治疗阶段的总览见表4-1。PCIT的治疗主要由两大板块组成。首先是儿童主导的互动（CDI），然后是家长主导的互动（PDI）。在CDI中，治疗师会教父母非命令式的游戏治疗技能。这些技能被分为骄傲技能：表扬、思考、模仿、描述以及热情，简言之，照料者需要对互动中出现的期望行为做出具体的表扬，而不是模糊的笼统的赞扬或者评述，思考游戏过程中儿童的语言表达，模仿或者复制儿童的行为，对儿童的行为进行持续有规律的描述，最重要的是，要精力充沛地去与儿童互动，并享受这一过程。在父母与儿童进行CDI之前，治疗师会给父母进行单独的培训，去介绍每一种技能，并示范、练习。有一些父母会对这种和自己行为表现有问题的孩子进行游戏的范式表示怀疑，正因为如此，治疗师会说明这些技能理论和实践的合理性，也会给父母表达自己疑虑和困惑的机会。此外，治疗师也会提醒父母尽量不要出现"对孩子说不能"的行为。这种"不能"包括了质疑、批评以及嘲讽的语言和命令。对于互动中孩子出现的无危险性的不正确行为，治疗师也建议照料者们"主动忽略"，治疗师也会在真实的互动开始之前进行示范。

在父母已经理解了"骄傲""不能"和"主动忽略"的技能之后，就要和孩子开始现场互动了。在现场互动的这一次治疗中，治疗师会先检查父母的"家庭作业"，让父母对所学技能进行简短的描述、演示。然后治疗师就退出房间，通过单面镜来观察父母和儿童的互动，并通过耳机等通讯设备来给父母提供指导。最初，治疗师每次只关注一个或者两个"骄傲"的技能，为了进一步让父母掌握技能，治疗师鼓励父母和孩子每天都练习CDI，记录下这一"特殊的游戏时间"，并且在每次治疗开始之前与治疗师分享、重演这些实践中的经历。随着父母对"骄傲"这一技能掌握的越来越好，治疗师会要求他们掌握所有的技能，然后从这一CDI的阶段毕业，进入PCIT的PDI阶段。毕业的标准在CDI开始之前会跟家长详细介绍，并且会对比父母在每次CDI治疗前后的表现，让父母每次治疗结束后都看见自己的进步。

与CDI相似，PDI一开始的时候也是单独与父母进行。在PDI中，治疗师会教父母一些策略，使父母在与儿童的互动中儿童的服从行为增多，减少儿童的不当和适应不良行为出现的频率。PDI的技能包括提出与儿童发展情况相适应的、简明的、具体的要求，不同的强化和惩罚行为（例如，儿童服从时给予表扬、被忽视儿童为了吸引父母注意力而出现的不良行为、告诉儿童如果不服从会出现的结果），冷静地进行惩罚，制定规则和期望。治疗师会给父母介绍、示范这些技能，一旦父母掌握了，就进入现场的治疗，过程与方式与CDI相似。

PCIT治疗需要从CDI开始，然后进入PDI阶段。当父母对CDI和PDI的技能都熟练的掌握了，并且儿童的不良行为减少了，那么PCIT就进入了结束阶段。读者可以去McNeil和Hembree-Kigin（2010）的著作中找到更多关于PCIT的描述和介绍。

在被创伤影响的儿童群体中的应用与来自发展性研究的支持

不同于本书介绍的其他疗法，PCIT原本并不是旨在治疗有创伤经历的或者被粗暴对待的儿童，也不是针对创伤症状。但是，受创伤影响的儿童多数会出现行为问题，而且存在虐待情况的家庭中大多数会通过父母-儿童的互动出现一种循环，治疗者和研究者开始将PCIT应用于被创伤影响、出现焦虑的家庭和儿童（Ware & Herschell，2010），一般集中用在身体虐待的照料者、寄养家庭中的照料者、存在家庭暴力的家庭。

PCIT应用于受到生理虐待的儿童

正如之前所提到的，PCIT刚开始的创立是基于Patterson（1982）的强制关系模型。Urquiza和McNeil（1996）扩展了这一模型，试图用它来解释儿童遭受生理虐待会带来什么样的持久影响。他们认为，这种强制关系的循环不仅会使破坏性的行为持续出现，而且还会让父母的虐待行为因为各种风险因素变得严重（例如，之前的创伤、药物滥用、环境困难）。现在的科学家和治疗师已经通过观察和假设验证了他们提出的内容。会影响父母的身体虐待行为的最直接因素包括和孩子之间持续不断的消极互动，以及与孩子之间缺乏积极或者中性的互动（Cicchetti & Valentino，2006；Wilson，Rack，Shi，& Norris，2008）。在早期提出的假设的基础上，Urquiza和其他治疗师提出，在PCIT中可以改善父母-儿童之间关系的因素，同样可以降低父母对儿童生理虐待行为的再出现率（Chaffin et al.，2004；Hakman，Chaffin，Funderburk，& Silovsky，2009）。

与在传统的PCIT中强调去改变儿童的行为问题不同的是，在使用PCIT治疗倾向于对孩子产生身体虐待行为的父母时，治疗师会将重点放在"减少严厉的、暴力的或者忽视性的行为"上（Chaffin et al.，2004，第84页）。使用PCIT去解决这类问题的效果已经非常明显，可以在短时间内改变父母的这些行为模式，并且这种改变在整个治疗阶段都会持续（Hakman et al.，2009）。在随机控制和临床的对比研究中，发现参与PCIT治疗的父母的虐待行为减少（Chaffin et al.，2004，2009；Chaffin，Funderburk，Bard，Valle，& Gurwitch，2011；Lanier，Kohl，Benz，Swinger，& Drake，2014；Thomas & Zimmer-Gembeck，

2011；Timmer, Urquiza, Zebell, & McGrath, 2005）。无论父母是否有虐待孩子的行为，使用PCIT疗法干预后，被粗暴对待的儿童的行为问题都减少了（Timmer et al., 2005）。此外，与传统PCIT案例中便显示出的儿童的破坏性行为的减少相似，与未经历过虐待的儿童相比，遭遇过粗暴对待的儿童同样出现了破坏性行为和相关症状的减少（Timmer et al., 2005）。

虽然这些研究的结果都非常令人振奋，在实验中也发现了虐待行为再出现率和来访家庭保留率的减少（e.g., Chaffin et al., 2004）。研究结果也发现，治疗的中断或者治疗效果的降低都会对PCIT的应用产生消极的影响，在这种情况下PCIT的效果甚至远不如其他传统的治疗方法（Chaffin et al., 2011；Lanier et al., 2014）。已经发现一些影响PCIT的治疗效果的因素。Lanier和同事们（2014）发现，在童年期有被虐待经历的、有过儿童虐待历史的父母，即使接受了PCIT的治疗，其出现虐待儿童行为的可能性是其他没有相关经历的父母的20倍。那些平时没有机会陪伴自己的孩子的父母，PCIT对他们起到的效果会比对日常在家生活的父母起到的效果更差（Chaffin et al., 2011）这也说明了PCIT对那些由于保护性条例而处于获得允许才能探访情景的父母起到的治疗效果是有限的。那些在评估阶段就报告自己的孩子有非常严重的行为问题的家庭也是最容易脱落的家庭（Timmer et al.，2005）。正如Urquiza和McNeil在推广将PCIT运用到存在粗暴对待的家庭中时所强调的，提高父母的参与度以及动机，是保持PCIT治疗效果的重要因素。

Chaffin和同事们（2004，2009，2011）在回应PCIT运用于福利系统中的家庭和儿童存在的限制和可观察到的缺陷时，对他们增加了六次额外的治疗，运用的是基于W.R.Miller和Rollnick激励访谈策略修订的自我激励提升模块（Self-motivation，SM）。这一改变使这些福利系统中的家庭的保留率达到了85%，而其他疗法的平均保留率只有61%（包括单纯使用PCIT而没有加SM；Chaffin et al.，2009）。最令人激动的是，研究结果发现PCIT和SM一起使用可以有效提高在初访时治疗动机最低的来访者家庭的保留。此外，当SM和改编的PCIT应用于实际生活问题（例如，接收很多来自福利机构儿童的社区诊所），虐待行为的再出现率降低到了29%，而使用其他疗法（例如只运用PCIT，或者只运用传统的PCIT）这一比例为47%（Chaffin et al.，2011）。

有趣的是，Thomas和Zimmer-Gembeck （2012）发现使用标准的12次治疗的PCIT程序（4~6次为CDI部分，接下来4~6次为PDI部分），无论父母CDI的相关技能的掌握情况，在转向

PDI部分时，行为改善、父母的育儿焦虑的减少、潜在的虐待可能性降低，这与开放的治疗方法（例如，等父母完全掌握了CDI部分的相关技能再进入PDI部分，或者直到父母完全掌握了PDI技能或者孩子的行为改变到达了理想程度再结束治疗）是相同的。总的来说，这些研究的结果表明，来访家庭的动机越强、治疗结束的时间越明确、PDI阶段进行的越快，父母在与儿童互动中的参与度、对治疗的坚持度就会越高，并且在有粗暴对待史的家庭中虐待可能再出现的概率越小。

PCIT应用于经历家庭暴力的儿童

与Urquiza和McNeil（1996）将PCIT推广到治疗存在粗暴对待家庭中相似，Borrego等人（2008）发现PCIT对经历家庭暴力的儿童有非常好的治疗效果。Borrego和同事们发现经历过家庭暴力的儿童往往都会出现非常严重的行为问题，并且他们家庭中受到暴力威胁一方的照料者都处于极度的焦虑之中。这两个因素会使存在家庭暴力的家庭中照料者和儿童的互动变得非常消极。将PCIT运用于存在暴力的家庭的初步尝试非常成功。在一项包含了62组经历了家庭暴力的父母-儿童的研究中，PCIT的使用使儿童的行为问题出现了持续减少，这些家庭在治疗中的保留率与社区中没有经历暴力的家庭的保留率基本持平

（Timmer，Ware，Urquiza，& Zebell，2010）。但是，即时PCIT可以减少父母的育儿焦虑、解决父母-儿童的关系问题，父母的痛苦水平在整体上却没有减少（例如，社交、经济和情绪问题）。与Lanier和同事们（2014）开展的对有创伤史的照料者的研究结果相似，PCIT似乎对父母-儿童的关系有积极作用，但是父母却仍然会被创伤后的经历以及生活中的其他因素困扰着。

PCIT应用于被寄养的儿童

生活在寄养系统的儿童会有非常多的焦虑事件，失去很多东西、经历很多人际关系问题。因此，非常有必要搞清楚，PCIT运用在儿童的临时或者过渡照料者时能起到多大的作用。McNeil等人（2005）认为养父母在面对行为不良的孩子时，会出现倦怠、错误理解、和一些消极的照料、儿童互动。针对这些问题，研究组开发了一套简易的训练模型，来帮助养父母（照料者）照顾那些被虐待或者有不幸遭遇的，并经常出现挑衅和难以处理的行为问题（例如，攻击性）的儿童。McNeil和同事们利用两天的工作坊来向养父母强调CDI和PDI技能，虽然没有用现场互动的教学，但是参与者还是表现出了极佳的满意率，并且在之后为期五个月的追踪中发现这些家庭中的儿童的不良行为有所减少。传统的PCIT治疗对寄养家庭和非寄养家庭的效果相似，并且当儿童遭遇虐待之后这些家庭会更倾向于完成PCIT（Timmer，Urquiza，& Zebell，2006）。与Thomas和Zimmer-Gembeck（2012）关于生理虐待的研究相似，简明的治疗程序对寄养家庭也会更有效（Chaffin et al.，2004）。在养父母的幸福感和效能感方面，研究发现PCIT会减少父母的育儿焦虑，并且改善父母的育儿行为（Mersky，Topitzes，Janczewski，& McNeil，2015）。

为将PCIT应用于经历创伤的儿童所做的改变以及相关思考

虽然最原始的PCIT疗法就可以改善很多原因引起的行为问题和消极的父母-儿童互动，但是将PCIT用于治疗所有的被创伤经历影响的儿童是非常不恰当的。当来访家庭是受创伤影响的儿童和照料者时，从最初接触照料者到最后一次治疗，这之中有许多因素需要考虑，并且需要对PCIT做出相应的改变才可以使用。下面的一些建议是根据现有的已做出适当改变以应用于被创伤影响的儿童的研究或者已有文献给出的（Chaffin et al.，2004；UC Davis Children's Hospital，2016；Urquiza & Timmer，2014；Ware & Herschell，2010）。

父母-儿童互动疗法中的评估

鉴于照料者的创伤史对治疗中的保留率和治好后的再犯率有很大的影响，治疗师在评估时需要将照料者的过往创伤经历和创伤后焦虑都考虑在内。与之相似的是，儿童在治疗前的创伤经历、创伤引起的症状以及焦虑和症状的刺激源，都对治疗师制定治疗计划或者在需要的时候安排转介有重要的指导作用。虽然在PCIT之后照料者会表示父母-儿童关系得到了改善、自己的育儿焦虑得到了缓解，但是已有研究表明遭遇创伤的照料者的痛苦情绪依然没有改变。所以在PCIT无法解决这些问题时，给照料者提供适当转介去解决这些问题会很有帮助。

在治疗刚开始的访谈中，治疗师一定要询问来访家庭目前有什么计划，以及在每次治疗之间是否有时间能够与儿童相处。正如我们之前提到的，相比于那些不住在家里、没办法与孩子相处的照料者，可以有规律地与儿童相处的照料者更能保证治疗不脱落，治疗也会取得更好的结果。儿童的扰乱性、破坏性行为对照料者来说可能非常头疼，因此，去了解照料者当前对于儿童不良行为的情绪反应会让治疗师更好地了解他们的情绪处理策略。PCIT应用于存在粗暴对待的家庭的一个重要部分就是提高照料者的情绪控制能力，主要是为了让照料者可以主动忽视儿童的不良行为，用一种冷静的态度去实施相应的管理策略。除了情绪的安全，治疗师还必须知道目前来访家庭内部的安全情况。如果在每次治疗之间，照料者或者儿童都会面对危险情境，那想让治疗起到效果是不太现实的。虽然可能没有生理上的危险，但是在来访家庭是寄养家庭时，儿童安置的稳定性也是非常重要的，治疗师有必要了解当前儿童在这个家庭的寄养情况是否是稳定的，这个家庭是否计划永远收养这个儿童。

父母-儿童互动疗法中儿童主导的互动（CDI）

CDI的核心就是游戏。虽然攻击性的、恐吓性的游戏在标准的PCIT中是不被鼓励的，但是当来访家庭中的儿童是经历了创伤的，这样的游戏是有可能出现的，并且需要给儿童一些高质量的回应。据加州大学戴维斯医院中研究创伤的团队（University of California, Davis Children's Hospital，2016），创伤后游戏应该在事先做出预期的情况下进行，并且要事先给父母提供心理教育以更好地应对这种情况。治疗师需要准备好去帮助父母保持冷静，并控制好自己的情绪（例如，使用呼吸技巧，数到10），因为对家长来说，看着自己的孩子玩这样的游戏也是会引起非常强烈的情绪反应、难以处理的。一旦照料者控制住了自己的情绪，治疗师就可以帮助他们在游戏中跟着孩子的领导，并且渐渐地找到安全的解决方法。

识别出孩子的积极行为并提出具体的表扬对有过虐待儿童经历的父母来说可能会有困难，需要额外的练习。Urquiza和Timmer（2014）注意到，父母对孩子的消极认知以及对孩子行为的理解可能是非常难以改变的，那么当治疗师发现父母对儿童的一些其实恰当的行为出现紧张或者消极反应时，就需要提供非结构化的发展指导。这类指导往往需要安排得比较频繁，这样才能改变父母对儿童正常行为的消极反应和对儿童不当行为的注意偏差。

父母-儿童互动疗法中以父母目标的互动

当来访家庭中包含被虐待或者粗暴对待的儿童时，对PDI程序做出一些改变也是非常有必要的。虽然传统的PCIT在面对儿童拒绝停止游戏时提倡轻微的体罚，但是在PDI中对被粗暴对待的孩子使用"把手拿开"的方法同其他方法一样是非常有效的（Chaffin et al.，2004，2011；Urquiza & Timmer，2014）。通常的方法是移开所有的玩具、使用休息区或回应成本策略来用PDI的训练策略鼓励儿童服从。

在传统的PCIT中，通常不会强调让父母对儿童使用合理的指令。但是，考虑到被粗暴对待儿童的情绪不稳定性和行为失调，治疗师会鼓励照料者在使用训练策略之前提供尽可能多的预测、安排和解释。为了更好地理解和更准确地预测，在制定和练习训练策略和惩罚时，儿童通常会和治疗师一起工作。例如，在治疗师告诉儿童怎么样惩罚时，会让儿童使用布娃娃或者小动物玩具，然后鼓励他们与照料者一起进行角色扮演。这就可以直接展示出照料者对不良行为会出现的意外反应，并且在照料者不用和孩子直接发生消极互动的情况下练习如何实施惩罚。

父母-儿童互动治疗的结束

最后，来访家庭会渐渐进入治疗的结束阶段，儿童和父母可能会变得焦虑，因为治疗的结束可能也会让他们回忆起之前的经历中的损失或者创伤。不同的是，寄养家庭的照料者可能会对开放式的结果（例如，治疗师并没有明确告知符合什么要求之后治疗就结束了）感到焦虑。Thomas和Zimmer-Gembeck（2012）的研究表明，与儿童福利机构有关的父母在时间较短的、很快从CDI进入PDI的PCIT中显示出了较好的留存性。Thomas和Zimmer-Gembeck假设寄养家庭的照料者更有可能完成有明确定义的开始、中间过程、结尾的治疗。此外，如果自己的孩子有令人无法处理的行为问题，父母会希望更快地学习训练的策略，而不是在学习这些策略之前还要先掌握CDI的相关技能。与他们的孩子一样，结构明确、时间较短、内容清晰的治疗计划可能更适合这样的父母。

已经在评估阶段了解了完整的创伤史，收集了足够的家庭背景信息，治疗师在接近治疗结束时一定要利用这些信息对可能出现的反应做好准备，并提高警觉性。如果儿童和父母经历过重大的损失、死亡、遗弃或者其他重要关系的破裂，在结束治疗的时候一定要尤其注意。在寄养经历中遭受虐待的儿童可能还会出现很多消极的变化，并且不像治疗师或其他成年人一样，认为已经取得了相当的进步，治疗已经完成。因此，治疗师需要想办法与来访家庭开放地讨论治疗的结束，但是这个方法必须依然与PCIT一致。这可能需要用剩下的几次治疗来做一个可视化的治疗计划，在最后几次治疗中让父母看到之前治疗过程中的相关文件，保留下在治疗过程中的来访家庭做出的东西（尤其是在CDI中做出的艺术品或者图画）。

结 论

虽然PCIT用来阻止虐待的继续、解决被创伤影响的儿童外化的行为问题的效果是令人振奋的，但是治疗师和研究者也发现了PCIT的一些缺陷和在使用时需要注意的地方。在治疗对儿童实施粗暴对待的照料者时，PCIT可以有效阻止他们继续对儿童实施生理虐待。但是，这种疗法还不能用于治疗对孩子实施性虐的父母（California Evidence–Based Clearinghouse for Child Welfare，2016；Chadwick Center on Children and Families，2004；Lanier et al.，2014；Ware & Herschell，2010），对在照料中倾向于忽视儿童的父母的作用也非常有限（Chaffin et al.，2004）。鉴于75%的粗暴对待的案例都由于忽视引起（Child Welfare Information Gateway，2015），将PCIT进行适当改变以更好地应用于这些情况并减少父母的忽视还值得进一步研究和发展。

对于已经被诊断为创伤后应激障碍（PTSD）的儿童来说，PCIT并不能直接改变他们的症状，例如回避、过度唤起以及创伤后的感觉重现（Borrego et al.，2008）。但是，很多受到粗暴对待的儿童表现出的行为问题实际上都是创伤后焦虑的表达，PCIT可以通过重建安全感、改善依恋关系、重建创伤后的环境来间接治疗创伤带来的影响（Urquiza & Timmer，2014）。但是至今尚未有研究表明PCIT可以减缓PTSD的症状。

　　虽然PCIT有很多的缺陷和需要注意的地方，但是这一方法已经非常成功地被运用于治疗被粗暴对待的儿童，最有效的是可以阻止进一步生理虐待的发生。PCIT结合自我提升动机策略、对照料者创伤的关注以及保留度的注意会带来更好的效果。不同于标准的PCIT，针对虐待的PCIT将改变照料者的行为作为首要目标，以提高安全性。已经发现这应用于实施生理虐待的父母、非冒犯性的照料者和养父母所取得的效果都是相同的。虽然目前PCIT在粗暴对待这一领域的应用强调改善育儿方法、减缓焦虑，但是应用于解决由虐待而出现的问题的PCIT与原始的PCIT相同，都可以持续改善儿童的行为问题。

第五章　选择适合的疗法

　　在之前的章节中，我们介绍了三种适用于帮助被创伤影响的婴幼儿和其所在家庭的疗法，包括儿童-父母心理疗法（CPP），依恋关系和行为改变疗法（ABC）以及父母-儿童互动疗法（PCIT）。这些疗法都是通过改善父母-儿童的关系来帮助儿童走出创伤回到正常的发展轨道上，同时也为父母提供支持，修复父母和儿童之间的关系。

　　这一章的目标就是帮助治疗师在面对具体的行为问题和相关内容时选择最佳的治疗方法。为了帮助读者对这三种疗法进行比较，表5-1中列出了对每一种疗法的相关描述。我们也列出了关于选择每一种疗法的相关标准。这种帮助治疗师决定哪一种治疗方法"可能会对谁起作用"的方法在之前对年纪稍长的儿童和青少年的临床工作中都起到了指导性作用（Fonagy et al., 2014）。本章列出的指导，只适用于婴幼儿，也有助于机

表5-1　可用于被创伤影响的婴幼儿的疗法对比

说明	CPP	ABC	PCIT
主要理论背景	心理动力学理论；依恋理论a，b	依恋理论a，b	父母教养方式c，父母训练操作性模型d，依恋理论b，强制性理论e
主要治疗目标	建立安全型依恋	减小混乱型依恋带来的风险	增强权威型教养方式
	建立一个共同的创伤描述；减轻儿童和父母的PTS症状	增强父母的同步性和养育敏感性；减少侵入性和恐吓性行为	让父母与孩子有更温和、非指导性的游戏，可以建立规矩
	改善情绪和行为的控制	增强儿童生理心理的控制	减少儿童的不良行为
应用标准	0~6岁	6~24个月	2~7岁
	适用于所有创伤经历	适用于粗暴对待	适用于生理或者情感的虐待以及家庭暴力
不能使用的原因	父母不愿意参与	父母不愿意参与	父母不愿意参与
			儿童出现严重的PTS
疗程	50周，每周60分钟	10周，每周60分钟	12~20周，每周60分钟
应用场景	诊所或家中	家中	诊所

注　ABC = 依恋关系和行为改变疗法；CPP = 儿童-父母心理治疗；PCIT = 父母-儿童互动疗法；PTS = 创伤后焦虑。

aBowlby（1988）.bAinsworth（1989）.cBaumrind（1966）.dHanf（1969）.ePatterson（1982）.注意：在所有包含照料者和儿童的治疗中，首先就是要建立安全感，如果存在性虐待则不可以继续治疗。此外，父母如果患有严重的发展性障碍、心理疾病（如，精神分裂）或者物质滥用也不可以继续治疗。

构根据实际情况为治疗师选择训练方案。

从训练的角度来看，常常会遇到的难题就是帮学生决定哪一种治疗方法最适合某个个体或者某一类人，使问题得到最好的解决或者成功地应对创伤经历。对本科生和研究生进行针对婴幼儿和家庭的临床干预和治疗教育的时候，最理想的状态就是分班级进行各种疗法的训练，如果可能的话，要给他们提供可以运用不同疗法的实践机会。但是，事实是大多数的训练都是有具体定向的，都是从某一个角度来教学生某种疗法。虽然学生会带着开放的心态进入学习项目，但是大多数学生在项目结束之后往往只获得了以某一种理论为基础的疗法的相应知识和实操训练。治疗师和学员接受的教育内容和获得的训练的多样性会影响他们对疗法的选择。

本书中的三种针对婴幼儿及其家庭的疗法需要治疗师进行为期1年到18个月的高强度训练。在使用这三种疗法之前的训练包括18个月中进行1~3次实际的面对面治疗和2~4个月的电话咨询。除此之外，根据治疗方法的不同，学员需要完成一定数量的治疗案例，包括规律的治疗安排和案例展示分享。三种疗法的相关信息和训练手册在网上都可以找到（CPP：http://childtrauma.ucsf.edu/child-parentpsychotherapy-training；ABC：http://www.infantcaregiverproject.com；PCIT：http://pcit.ucdavis.

edu）。在这一章，我们将阐述如何选择对婴幼儿进行治疗的疗法，尤其是针对有创伤经历的婴幼儿。

在表5-1中有一些细节描述，CPP，ABC和PCIT的理论框架包括心理动力学、依恋理论和社会学习理论。治疗师的理论导向在他选择疗法时都有重要意义，指导他如何才能更好地解决婴幼儿的行为、情绪和关系问题。无论选择哪一种疗法，目的都是帮助儿童回到积极的、正常的发展轨道上。治疗工作成功的关键就在于支持儿童和照料者发展身上的优点。对儿童的其他治疗目标也会影响干预策略的选择，包括治疗可持续的时间长短以及来访家庭是否愿意坚持治疗。此外，治疗师本身或者其所在机构的理念可能会禁止治疗师使用某一种方法。我们必须清楚地认识到，治疗师不仅会影响治疗方案的选择，也会影响整个治疗过程。为了使疗法发挥最大的作用，治疗师必须清楚自己存在的偏见以及自己擅长以哪一种方式来对儿童和其所在家庭进行治疗。例如，依恋关系和行为改变疗法是需要在家中进行的，很多儿童-父母心理疗法的治疗师需要在治疗室开展治疗；但是儿童-父母心理疗法也可以在家中进行。父母-儿童互动疗法必须要在治疗室进行。

来访家庭的文化价值观在建立咨访关系中也有重要的作用，并且会为制定治疗计划起到指导性作用。结合每个家庭独特的文化背景去了解他们，在这过程中这个家庭的价值观就得到了尊重，治疗的方法也会与他们的价值观保持一致，那么这样一来治疗师和来访者家庭就容易建立起相互信任的关系。为了理解创伤给儿童带来的影响，治疗师必须要结合儿童所在的环境背景，包括贫困情况、是否为少数民族、和其他家庭因素，如果没有小心地处理这些问题，可能造成来访家庭或儿童在治疗刚开始就产生阻抗，甚至结束治疗。这些因素最终都会导致治疗上的差异。例如，贫穷会使这个家庭难以接受治疗，无论是交通上还是与预约上都会出现困难，而且可能还会面临更多来自社区的压力。

除了表5-1中列出的内容，CPP、ABC和PCIT更多的描述见图5-1，图中给出了治疗师怎样一步一步决定用何种疗法来处理不同的婴幼儿的情况。为了进一步帮助读者了解怎样一步一步地选择适合的疗法以及背后的原因，我们接下来会用三个案例具体说明。这三个说明案例可能会对刚进入这一领域的治疗师有些帮助。这一部分也能帮助机构根据不同治疗师需要应对的案例来为他们选择相应的培训。

你的受训背景和理
论取向是什么?

来访家庭的背景是
什么样的?

1. 儿童多大了?
这些有研究基础的疗法都需要根据儿童不同发展阶段的具体需要
进行选择(例如,婴儿期,学步时期,学龄期)。

2. 儿童经历了什么创伤? 留下了哪些后遗症?
治疗方法要根据创伤的具体类型以及具体的问题来选择,选对的会
事半功倍,选择不当会适得其反。

3. 需要解决的是谁的问题?
治疗方法要根据问题来选择,是孩子的问题,还是家长的问题,或者
是家长－儿童之间的关系问题。

4. 有哪些其他的限制?
治疗的地点、持续时间可能会被你的诊所、所在机构或者来访家庭
的动机限制。

图5-1 疗法选择标准的框架

标准1:年龄

影响疗法选择的最直接因素就是年龄。儿童-父母心理疗
法适用于婴儿期到童年早期的儿童(0~6岁),依恋关系和行为
改变疗法适用于婴儿和学步儿(6~24个月),父母-儿童互动
疗法适用于学步儿和年龄稍长的儿童(2~7岁)。

标准2:创伤经历

影响治疗师对疗法的选择的第二个因素就是儿童的创伤经
历。鉴于本书中的三个疗法都是在关系中起作用,治疗师必须
考虑到儿童经历的创伤是否与照料者有关系,如果是,那么与

照料者有什么样的关系。儿童-父母心理疗法最初是用于经历了家庭暴力的儿童和其母亲（Lieberman，Ghosh Ippen，& Van Horn，2015）。因此，如果创伤是照料者和儿童一起经历的、或者是儿童目睹了照料者经历了创伤，那么就要选择儿童-父母心理疗法。如果因为照料者的主动行为给儿童造成了创伤，例如虐待或恐吓儿童，那么这个时候依恋关系和行为改变疗法或者父母-儿童互动疗法都适用，这两种疗法都可以改变照料者不正确的抚养方式，培养照料者的敏感性。

标准3：创伤后遗症

除了儿童经历的创伤类型，治疗师也要知道怎样将眼前这个来访家庭呈现的问题概念化。在这个家庭中儿童有创伤后应激障碍、破坏性行为吗？父母的养育方式敏感吗？父母在养育孩子的过程中责任感怎么样？还有其他的发展性的、神经性的、或者医疗上的问题吗？因为儿童-父母心理疗法是唯一可以用于创伤后应激障碍、包含应对其他创伤后再体验策略的疗法，因此这时候儿童-父母心理疗法就是最适用于有创伤后焦虑症状的儿童的疗法。但是，一些来访家庭的儿童的行为和情绪波动可能是对侵入性的回忆和感受的回应，那这种情况下照料者在重建亲密关系、建立儿童的安全感和自主性方面就起到了重要的作用。在这种情况下，依恋关系和行为改变疗法就是最适合的。当儿童表现出破坏性，并且父母也需要具体的行为管理策略时，父母-儿童互动疗法就是最好的选择。

标准4：谁是来访者？

从程序的规定和提供关爱的角度来说，包含儿童和照料者双方的咨询会遇到一个两难的选择。这种情况不经常发生，但是当治疗师第一次接触来访家庭时，尤其是当来访家庭是儿童福利机构转介来的，那么治疗师可能不清楚"病人"究竟是父母、儿童还是他们之间的"关系"。虽然在本书之外还有很多其他的疗法，但是无论治疗师选择什么疗法，都需要先仔细地考虑这些问题。例如，在涉及粗暴对待的案例中，父母是粗暴行为的实施者，那么这种情况下治疗师的选择就应该是依恋关系和行为改变疗法或者父母-儿童互动疗法，这两种疗法都将改变照料者的行为作为重点。如果案例中父母和儿童之间存在愈演愈烈的强制行为的循环，那么父母-儿童互动疗法就是最适用的治疗方法，因为它可以改变这种消极互动的行为模式。但是，如果照料者因为自己之前的创伤经历或者一些育儿方法和心理的缺陷，没办法给儿童恰当的、有效的回应，那么儿童-父母心理疗法就是最好的疗法，它关注改善照料者的心理健康状况、内部表征以及提升幸福感。此外，依恋关系和行为改变疗法、儿童-父母心理疗法都会让照料者学会一些策略，去更好地理解儿童的行为和情绪背后表达的需求。儿童-父母心理疗法不仅提高照料者的理解能力、增强照料者的反应性，也会帮助照料者去理解一些经历对孩子的意义。这种类型的干预治疗帮助儿童降低情绪反应，培养自我管理的能力。

标准5：照料者的参与度、保留度与可以和孩子相处的时间

最后，治疗师在决定开始一个治疗前必须要考虑三个实际因素：①在与这个照料者进行治疗前还有什么禁忌；②这个家庭能坚持治疗的可能性有多大；③如果他们开始了治疗，他们在可以获得的资源或者在为治疗可以付出的精力上有什么限制。在来访家庭的周围和保险范围内有非常多可以选择的诊所。与此同时，有些出于好意的介绍或者转介可能会不太恰当，这反而会给照料者和儿童带来额外的危险。虽然有些诊所主要是接待自己来寻求帮助的、有非常强的动机的家庭，但是也会有法庭强制安排的案例。例如，在法庭监管下的儿童福利体系中的儿童，因为法律的限制他们的治疗次数是有限的。在这种情况下，治疗的主要目的就是要让在法庭监管下的儿童尽可能快地可以返回到亲生父母、亲戚或者养父母那里接受抚养。

　　除了不能对实施性虐的照料者进行治疗，照料者的其他一些问题可能也会对针对关系的治疗产生阻碍。如果照料者有心理疾病并且未接受治疗，或者存在物质滥用的情况，必须在治疗开始之前说明情况。在来访家庭的求助动机不强，或者无法去诊所参与治疗的情况下，依恋关系和行为改变疗法是一个很好的选择，这一疗法在来访者家中就可以进行。除此之外，父母-儿童互动疗法中提升自我动机的部分对于求助动机不强的来访者会有帮助。依恋关系和行为改变疗法和父母-儿童互动疗法都是相对来说简洁的、结构化的疗法，有明确的步骤和结束点，这样会提高来访家庭的保留率。而儿童-父母心理疗法对于可参与治疗的时间灵活的来访者来说更为适用。儿童-父母心理疗法可以解决的问题范围更广，包括复杂的、代际之间的创伤和父母的心理健康问题。

案例展示[1]

案例1

艾米丽，2岁，在被邻居发现她独自一人在街区游荡之后

---

[1] 为了保护来访者隐私，案例中的信息已进行适当改编。

被儿童保护组织（CPS）转介。邻居第二次看到这个孩子之后报了警。虽然CPS一直在跟踪艾米丽的案例，但是并没有将她送到寄养家庭，因为艾米丽的祖母和她的妈妈玛丽都与艾米丽住在一起，玛丽也同意以后会更仔细地照顾女儿。艾米丽的妈妈，玛丽，21岁，患有抑郁症，并且患有糖尿病、高血压，大多数时间都卧病在床。玛丽是被自己的祖母抚养长大的，祖母也患有抑郁症，并存在药物滥用的情况。虽然艾米丽的祖母可以为她提供生理上的照顾，但是却缺乏养育敏感性，也不能给艾米丽提供情感上的支持，而情感的支持对儿童来说也是十分重要的。玛丽觉得照顾艾米丽使自己非常疲惫。她在自己小的时候就不知道什么是"足够好"的照料。

艾米丽的父亲遭受过身体虐待，被他的母亲和继父忽视，整个青春期都在寄养家庭中度过。他与自己的生父母的家庭和寄养家庭都没有联系，只能找到建筑工地临时的工作，来为整个家庭赚一点收入。他脾气火爆、酒精成瘾，导致他经常实施家暴，最后被捕。失去了艾米丽的父亲的经济来源，整个家庭的经济情况变得十分艰难。艾米丽非常想念父亲，因为在父亲清醒的时候，总是陪着自己玩耍，还会带自己出去玩。父亲对艾米丽提供的情感支持远多于母亲。但是，每当艾米丽提起自己有多想念父亲的时候，母亲就会变得十分沮丧，因此艾米丽就离开家自己去玩。艾米丽经常离开自己的照料者，其他时间，当妈妈出去做临时的清洁工时，她都会哭喊。在家里，照料者很少监督自己，因此她学会了怎样推开门，去街上闲逛。艾米丽的奶奶年纪也大了，身体状况也不好，因此玛丽越来越担心奶奶照顾不了艾米丽很长时间了。玛丽想给艾米丽更好的生活，但不幸的是，抑郁的她经常意识不到艾米丽需要自己的陪伴，需要自己的情感支持。玛丽给艾米丽买了早教的书，希望她能在学习上有个好的开端。

邻居在发现游荡在街上的艾米丽之前，也曾因为她酗酒、家暴的父亲打电话给CPS、报警。但是那时候因为缺少被粗暴对待的证据，艾米丽没能被送到寄养家庭。尽管有来自姐姐和艾米丽奶奶的支持，玛丽仍然觉得孤独和害怕。她非常担心自己的女儿，担心她会受这样的家庭情况的影响。玛丽也很担心自己和丈夫的关系，不知道当丈夫从监狱出来之后会发生什么。虽然她试图努力让生活变得更好，但是她不知道怎么才能让自己不感到伤心、害怕、焦虑，这些情绪让她没法儿承担起做母亲的责任，玛丽无法忘记这些感觉，无法给艾米丽提供所需要的情感支持。

疗法选择框架在案例1中的应用

艾米丽2岁（24个月），所以可以选择的疗法有ABC、CPP

和PCIT。但是她经历了创伤事件，以至于产生了退缩行为，尤其是在她感到很焦虑并且她的母亲不能给她提供情感支持时尤为严重。艾米丽独自在街上游荡，她的母亲缺乏责任感，表明了照料者对她情感和监管上的忽视，还有家庭暴力的经历，使得父母-儿童互动疗法并不是一个好的选择。除此之外，虽然她和实施家暴的父亲分开了，这让她和母亲的安全有了一定的保障，但是与此同时她也经历了失去父爱的创伤。父母-儿童互动疗法和依恋关系和行为改变疗法都可以用来治疗艾米丽的创伤经历带来的影响和创伤后焦虑。艾米丽的行为和情绪问题不仅是由创伤导致的，还来源于与不能给自己提供情感支持和不负责任的母亲之间的关系存在问题以及父亲角色的缺失。

对于这个案例，给艾米丽的母亲提供结构化的具体的指导，帮助她克服自己自动化的消极反应，去重视艾米丽的情绪变化和需要。虽然依恋关系和行为改变疗法和父母-儿童互动疗法的结构都比儿童-父母心理疗法清晰，但是这个儿童才24个月，没有表现出具体的行为控制问题。因此依恋关系和行为改变疗法才是最适合的疗法。依恋关系和行为改变疗法还可以在家中进行，这对于年幼的小姑娘和她的妈妈都是非常有利的。玛丽想要改善艾米丽的情况。那么干预工作的重心就应该是帮助玛丽意识到自己经常忽视女儿，让她意识到养育敏感性和同步性是多么重要。最终，依恋关系和行为改变疗法会帮助她们建立一个积极的父母-儿童的关系，减少艾米丽表现出的混乱型依恋行为，帮助艾米丽发展社会情感和生理控制能力。

用依恋关系和行为改变疗法疗法也是因为艾米丽的母亲缺乏资源，抑郁，无法前往诊所接受治疗。考虑到她们的保留度和在治疗期间拥有的资源，依恋关系和行为改变疗法是最佳的选择。因为治疗将在家里进行，艾米丽的祖母，也是艾米丽的照料者之一，也可以在场。此外，艾米丽的母亲也可以在家的环境中培养出敏感性和同步性。因此，将依恋关系和行为改变疗法应用于这个案例可以解决艾米丽家里的很多问题，成功率最高。但是，这个家庭中的情况需要持续追踪，因为当艾米丽的父亲从监狱中回来可能会发生一些大的变化。

案例2

安吉丽娜，4岁，由CPS转介，经常受到家庭虐待并且常常被置于危险情境中。安吉丽娜的父亲，凯恩，报告说自从幼年安吉丽娜就表现出极端的坏脾气和对抗行为，对于教育她自己已经黔驴技穷了。当问凯恩在过去曾尝试过什么方法去解决安吉丽娜的行为问题时，凯恩回答，"所有的办法！"凯恩哭着说，在安吉丽娜最近一次发脾气时，自己扇了她一巴掌，用手把她拖到了后院，并且踢了她，安吉丽娜一直在尖叫。然后他将安吉丽娜锁在了外面，让自己"冷静下来以免做出让自己后悔的事情"。CPS的工作人员报告说，对安吉丽娜进行了医学检查发现她的脸上和脖子上都有多处淤青，手腕上有割破的痕迹。邻居听到了安吉丽娜的尖叫声然后报了警。警察提交的报告表明，当警察赶到安吉丽娜家里时，凯恩十分的愤怒，并对自己的女儿说警察来了，要因为你的"恶行"把你抓走了。

凯恩否认在这之前对安吉丽娜存在粗暴对待的行为，也没有威胁到生命的事件曾发生在自己或者女儿身上。凯恩表示自从和安吉丽娜的母亲离婚后自己的经济情况就十分困难，他需要做两份工作、照顾安吉丽娜、给自己的另一个孩子付赡养费。需要注意的是，在父母离婚后，安吉丽娜主要是和母亲以及兄弟姐妹（9岁的哥哥和6个月的妹妹）生活，只在周末才去看望父亲。但是自从三个月前，安吉丽娜因为在日托班对同龄人表现出攻击性行为而被开除之后，母亲就把她送到父亲那里生活，说"直到她知道怎么好好表现"才能回家。

疗法选择框架在案例2中的应用

父母-儿童互动疗法和儿童-父母心理疗法都很适合安吉丽娜这个年龄的儿童。如果她的年龄再小一点，依恋关系和行为改变疗法也会是一种合适的方法。在这个案例中的创伤事件的特点，是人与人之间的、自然发生的，并且照料者是施暴者。根据CPS的工作人员报告，安吉丽娜的母亲可能与女儿也存在充满敌意的、消极的互动；但是，这次的保护措施不包括将安吉丽娜从父亲家接出来。鉴于案例中创伤的特点，安吉丽娜的破坏性、攻击性行为可能是因为受到身体虐待而发展出来的。在做评估时，治疗师需要考虑这是否是安吉丽娜的照料者对她实施暴力。基于安吉丽娜类似行为出现的频率，这应该是受之前经历的影响，经历了创伤之后的一次爆发。因为凯恩的虐待行为和情绪反应比较极端，所以推测在这之前他与安吉丽娜有过多次消极的互动，并且缺乏管理儿童的技能和情绪控制能力，这些都造成了他行为和情绪的失控。

在这个案例中，"需要解决的是谁的问题？"这个问题并没有明确的答案。安吉丽娜在与父亲生活之前就存在严重的行为问题，并且导致了消极的后果（例如，被日托班开除，被送去和父亲生活）。同时，凯恩对女儿的回应方式也是十分危险的。因此，安吉丽娜和凯恩之间不断升级的消极互动应该是需要解决的首要问题。鉴于凯恩否认之前自己或者女儿经历过任何创伤，对治疗的态度非常开放，承认自己对待女儿的行为的危险性，这样一来在治疗中就将不存在父母的参与性问题。父母–儿童互动疗法已经研究证明对改善儿童严重的行为问题有很好的效果，并且会减少未来在父母-儿童的关系中发生虐待行为的可能性。考虑到这些所有的因素，父母-儿童互动疗法将会是这个案例最佳的选择。在这个案例中，还需要考虑母亲的角色，治疗师必须思考，让母亲也参与治疗是否对儿童有好处。如果母亲同意参与治疗，并且治疗师有灵活的可调整的时间，那么可以一周进行两次治疗，安吉丽娜和父母分别进行一次。如果这样不行，那么治疗师可以每周进行一次治疗，让安吉丽娜的父母轮换着依次来参与治疗。

后记：结论以及未来的方向

当我（Joy D. Osofsky）25年前开始从事被创伤影响的婴幼儿和家庭的相关研究和工作时，还很少有这方面的文献，关于创伤会对婴幼儿和他们的家庭带来的影响尚不清楚，本书中的研究、观点和疗法还未被证实。在过去10年中我们才为2016年开展的工作打好了基础。很多领域都在迅速发展。例如，有非常多对脑的认知的研究出现了，也有很多研究以不同的方式探索早期经历如何影响个体发展。

在美国和国际上有两个组织的发展加速了这一领域的探索。世界婴儿心理健康协会（The World Association for Infant Mental Health，WAIMH）成立于1992年，由心理学家、精神病学家、社会工作者和其他心理健康的专业人士组成。我作为第一届WAIMH的主席，在领导团队中代表了非医疗性的专业人士，也将创伤对婴幼儿的影响带进了大家的视野。

为大家所知的"零岁到三岁"：婴幼儿和家庭国际中心

（ZERO TO THREE，ZTT）成立于1977年，刚开始的时候也叫"婴儿诊所项目国际中心"（National Center for Clinical Infant Programs），一小群临床心理医生聚在这里去分享和发展婴幼儿心理精神问题。这个组织渐渐壮大，重点也不仅仅只在于婴儿的心理健康，还包括了早教、育儿和关于婴幼儿的政策。在任ZTT主席期间，我不断强调关于经历创伤的婴幼儿和其所在家庭的工作的重要性，发展起了健康婴儿法庭小分队（Safe Babies Court Teams，SBCT）。SBCT专门在青少年法庭提供多学科交叉的项目，并且运用儿童早期发展的相关科学知识来保障儿童的幸福。SBCT帮助那些遭遇虐待和忽视的儿童在法庭上尽快永久脱离对他们造成伤害的家庭。在法庭上被照料的这些儿童，未来遭遇粗暴对待的可能性也显著减小。WAIMH和ZTT，这两个组织架构截然不同的组织，促进了社会和专业人士对婴幼儿早期发展和就诊需要的理解与支持。

除此之外，十几年之前，欧文哈里斯基金成立了专业发展组织来发展和扩大儿童心理健康的训练。这一组织包括18个婴幼儿心理健康领导机构，这些机构分布在美国的10个州、哥伦比亚特区以及以色列。我们非常幸运，路易斯安那州立大学健康科学中心（Louisiana State University Health Sciences Center，LSUHSC）有哈里斯婴儿心理健康中心，这一组织与其他哈里斯项目合作来发展和推广婴幼儿心理健康训练。

本书的主要写作目的是描述创伤对婴幼儿可能产生的影响，并详细阐述受影响的儿童和其家庭可以通过怎样的疗法受到帮助。通过十九世纪九十年代成立的暴力干预项目，和新奥尔良警方合作，我们了解到了婴幼儿经常在街区目睹到暴力事件，并且他们的父母和其他成年人不知道这些事件对自己的家庭和街区带来的消极影响。很多人觉得孩子还太小，不会受到影响，或者他们自己就可以"克服"这些影响。就算是那时候的专业人士也没有意识到目睹暴力事件带来的短期或者长期的影响。正如我们在引言中所说的，在很大程度上因为过去二十多年的研究，童年时期创伤对发展和健康带来的消极影响才被广泛了解和接受，甚至找到这些问题的解决方案。我们致力于帮助家庭去了解怎样保护自己的孩子免受暴力的影响，帮助生活在存在暴力事件的街区的照料者为孩子找到积极的、滋养性的、安全的活动。同时，我们也同社区组织合作，为青少年妈妈制订了干预项目。在这些项目中，我们了解了与年轻妈妈交流的新方式，并且开发了一种"为宝宝说话"（Carter, Osofsky, & Hann, 1991）的疗法，这种疗法改善了母亲的情况并且提高了母亲的敏感性。

LSUHSC通过与国际儿童创伤性焦虑组织（National Child

Traumatic Stress Network，NCTSN）合作，学习了很多关于防止婴幼儿创伤、回应婴幼儿创伤经历以及帮助婴幼儿从创伤影响中恢复的知识和方法。NCTSN与其他机构合作建立了更多的创伤通知儿童服务系统，例如学校、儿童福利院、法院和青少年法庭。在过去的十几年中，很多关于创伤如何影响大脑的研究已经开展并取得了成果。成立于2006年的哈佛大学的儿童发展中心（The Center for the Developing Child），研究了早期生理心理的发展，并将其以多种科学都可以学习和研究的形式展现出来。通过这种开创性的方法，这方面的研究已被大大扩展，很多复杂的生理机制已经渐渐为科学家所明白，也清楚了非常多的生理机制，理解了早期经历的创伤如何给儿童带来高风险。

关于婴儿的心理健康，现在已经可以通过很多方法去系统地观察、评估和治疗那些尚未开口说话、表述自己想法和感受的婴幼儿。对于心理学家和其他心理健康的专家来说，当婴幼儿出现问题时，注意力常常是集中在他们的症状和找到他们哪里出了问题上。很少有人会去重视如何恢复和保持心理健康的重要性。

本书提供了帮助心理治疗师去开展经历创伤的婴幼儿和其所在家庭方面工作的相关信息和视角。这些材料应该与心理健康训练项目一起使用，来帮助治疗师增长关于一个幼儿心理健康的相关知识，让治疗师重视评估，重视书中所阐述疗法对这些婴幼儿的重要性。虽然这些知识都是专业性的，但是适用范围却是非常广泛的。只进行成年人咨询的咨询师也会遇到来访者家里的一些关于婴幼儿的问题，来访者作为父母可能无法处理自己孩子的问题，并且感到焦虑。其他进行年纪稍长的儿童以及青少年工作的咨询师可能会遇见来访者因为生命早期的创伤经历而遭受持久性影响的问题。本书提供的相关知识，以及婴幼儿心理健康训练项目，将提高未来的咨询师为来访者提供治疗的能力。

从公关政策的角度来看，在提高人们的心理健康意识方面的工作已经取得了很大的进展。但是，大多数的工作是针对青少年和成人的。但令人开心的是，越来越多的法律和公关政策都在强调婴幼儿的需求。这本书详细描述了很多关于婴幼儿的研究和临床工作。当儿童在发展、行为、情绪和心理健康上表现出问题，往往这些问题在生命早几年就开始了。未来一定要做一些公共心理健康和相关教育的投资，来防止、干预、治疗经历创伤的婴幼儿，并促进这些知识的传播。为了使婴幼儿和家庭可获得的服务被更多人所知道，不仅仅需要为心理健康工作者提供教育，公众也需要接受相关教育。同时，还需要开展更多关于创伤对婴幼儿带来的影响的相关专业培训。在之后，这一类改善受创伤影响的群体的心理健康的相关公关政策会越来越多。通过及时的诊断、干预和治疗，去减少婴幼儿照料方面的差异性、提升对受创伤影响的婴幼儿照料的持续性是至关重要的。

婴幼儿是一个极其容易受到影响，易缺失相关服务和照料的群体。我们需要意识到，预防工作是改善这一群体的状况的关键部分。生命的早几年是一个非常敏感的时期，各个系统发展和改变非常得迅速；因此，干预必须尽早开始。虽然这一时期的消极经历会决定个体的幸福感，但是积极经历起到的作用影响也是非常大的。尤其是早期安全感的建立和照料的改善，会对婴幼儿和他们的家庭带来非常好的效果。我们希望本书提供的理论性、研究性和临床的信息可以帮助我们的读者更好地开展对受创伤影响的儿童和其家庭的治疗工作。此外，我们希望这本书解释清楚了为什么我们在婴幼儿的问题上不能采取"等"的态度。创伤对生理的、认知的和社会情感带来的影响必须被尽早识别和解决。

附录：早期创伤对发展产生影响的关键

生理发展

创伤会对儿童的生理系统产生消极影响，这一系统控制着儿童如何对情绪和压力做出反应和调节；相反，积极的照料可以促进适应性反应和调节。

创伤会影响大脑结构的发展。本书中介绍的研究已经发现创伤会对大脑皮层以及皮层下结构的体积产生影响。

创伤会影响基因表达，这也许会使有创伤经历的儿童出现早期的功能问题。

认知和语言发展

照料者的直接行为（例如，支持）、家庭中存在的风险因素（如贫穷），会影响认知和语言的发展。

遭遇忽视或者暴力的儿童会表现出执行功能、语言、智商的缺陷，学业成就上也会表现得更差。

改善对儿童的照料可以使认知和语言功能得到恢复。

社会情感发展

在儿童遭遇粗暴对待或照料者经历创伤之后，儿童都会出现情绪控制的问题。

婴幼儿需要照料者帮助他们进行情绪控制。儿童会模仿照料者的情绪控制模式，因此照料者的情绪控制能力受到损伤，儿童的情绪控制能力也一样会受到损伤。

生命早期经历创伤会损害依恋关系。

关于作者

Joy D. Osofsky博士，Paul J. Ramsay精神病学会的专家，也是路易斯安那州立大学新奥尔良健康科学中心（LSUHSC）儿童精神病学的专家，发展心理学家和临床咨询师。她是LSUHSC哈里斯婴儿心理健康中心的主人。Osofsky博士已经撰写、编辑了9本书，包括《婴儿发展与针对受创伤影响的婴幼儿心理咨询手册》，她也是《WAIMH婴儿心理健康手册》的共同编辑。Osofsky博士也曾是ZTT的主席。在2016年，她撰写了《心理咨询手册》的第一章，是关于婴儿心理健康的。在卡特里娜飓风和深水地平线漏油事件后，她在海湾地区发挥领导作用，开展心理应对和恢复工作。2007年，Osofsky获得了莎拉·海利纪念奖，表彰她所做的关于创伤的工作。2010年，美国精神医学协会表彰了她在卡特里娜飓风事件中做的工作。Osofsky博士因其在婴儿心理健康方面的领导地位以及对儿童和家庭健康和福利领域做出的杰出贡献而获得2014年雷金纳德·劳里奖（Reginald

Lourie Award）。她开展关于受社区和家庭暴力、粗暴对待、创伤和灾难影响的婴儿、儿童和家庭的相关研究，并对这一群体进行干预、咨询工作。她也是ZAA中安全婴儿法庭小组的顾问。Osofsky博士目前是儿童和家庭抵御恐怖主义和灾害联盟的共同调查员，这是一个由物质滥用和精神卫生服务管理局资助的美国国家儿童创伤应激中心。她在帮助美国的各州和国家立法者、政策制定者了解儿童，特别是幼儿的行为健康需求方面发挥着关键作用。

Phillip T. Stepka，心理学博士，是LSUHSC的临床精神病学副教授，他也是LSUHSC的哈里斯婴儿心理健康中心的教学人员。他的研究领域包括整个生命周期的创伤、儿童粗暴对待、婴儿心理健康、受酒精影响的胎儿及其综合症、普遍的发育障碍、性虐待和性行为问题、以及军人家庭的风险和帮助其恢复的因素。Stepka博士担任美国物质滥用和精神卫生服务管理局资助的早期创伤治疗组织的LSUHSC站点的项目协调员，这是美国儿童创伤应激组织的中心。他还是一名儿童-父母心理疗法的国家培训师，在美国各地的为其他婴幼儿问题做顾问。Stepka博士在路易斯安那州南部的贝莱夏塞海军航空站联合后备基地为军人的孩子及其家庭和教育工作者提供评估，治疗和咨询服务。他还与"军人家庭倡导计划"合作，为照料者的幼儿制定和实施心理康复计划，并为受虐待、忽视和家庭暴力影响的军人家庭提供多种治疗。

Lucy S. King，文学学士，现在是斯坦福大学心理学系的博士生，她主要关注从生命开始的几个月到青少年期，生活中的逆境对心理生理发展的影响。她感兴趣的领域包括探索测量早期环境的积极和消极方面的新方法以及研究照料行为对应激反应系统发展的影响。她曾在波士顿儿童医院精神病学系和路易斯安那州立大学健康科学中心担任研究职位。King女士已经发表、参与了同行评审研究，阐明了照料、早期压力以及婴幼儿期的生理反应性和调节之间的关联。她还开展了被自然和技术灾害影响的儿童和青少年的发展性精神疾病的相关研究。她也获得了美国国家科学基金会研究生奖学金。

参考文献

[1] Aber, J. L., & Cicchetti, D. (1984). The socio-emotional development of maltreated children: An empirical and theoretical analysis. In H. Fitzgerald,B. Lester, & M. Yogman (Eds.), *Theory and research in behavioral pediatrics*(Vol. 2, pp. 147–205). New York, NY: Plenum Press. http://dx.doi.org/10.1007/978-1-4899-1660-0_.5.

[2] Achenbach, T. M., & Rescorla, L. A. (2001). *Manual for the ASEBA School-Age Forms & Profiles.* Burlington: University of Vermont, Research Center for Children, Youth, & Families.

[3] Adoption and Safe Families Act of 1997, Pub. L. No. 105–89 (1997).

[4] Ainsworth, M. D. S. (1989). Attachments beyond infancy. *American Psychologist,44*, 709–716. http://dx.doi.org/10.1037/0003-066X.44.4.709.

[5] Ainsworth, M. D. S., Blehar, M. C., Waters, E., & Wall, S. (1978). *Patterns of attachment:A psychological study of the strange situation*. Hillsdale, NJ: Erlbaum.

[6] Appleyard, K., Berlin, L. J., Rosanbalm, K. D., & Dodge, K. A. (2011). Preventing early child maltreatment: Implications from a longitudinal study of maternal abuse history, substance use problems, and offspring victimization.

[7] *Prevention Science, 12*, 139–149. http://dx.doi.org/10.1007/ s11121–010–0193–2.

[8] Bagner, D. M., & Eyberg, S. M. (2007). Parent–child interaction therapy for disruptive behavior in children with mental retardation: A randomized controlled trial. *Journal of Clinical Child and Adolescent Psychology, 36*, 418–429.http://dx.doi. org/10.1080/15374410701448448.

[9] Bakermans–Kranenburg, M. J., van IJzendoorn, M. H., & Juffer, F. (2005). Disorganized infant attachment and preventive interventions: A review and metaanalysis.*Infant Mental Health Journal, 26*, 191–216. http://dx.doi.org/10.1002/imhj.20046.

[10] Baldwin, D. A., & Moses, L. J. (1996). The ontogeny of social information gathering.*Child Development, 67*, 1915–1939. http://

dx.doi.org/10.2307/1131601.

[11] Baumrind, D. (1966). Effects of authoritative parental control on child behavior.*Child Development*, *37*, 887–907. http://dx.doi. org/10.2307/1126611.

[12] Baumrind, D. (1967). Child care practices anteceding three patterns of preschool behavior. *Genetic Psychology Monographs*, *75*, 43–88.

[13] Berliner, L., & Elliott, D. M. (2002). Sexual abuse of children. In J. E. B. Myers,L. Berliner, J. Briere, C. T. Hendrix, C. Jenny, & T. Reid (Eds.), *The APSAC handbook on child maltreatment* (2nd ed., pp. 55–78). Thousand Oaks, CA: Sage.

[14] Bernard, K., Dozier, M., Bick, J., & Gordon, M. K. (2015). Intervening to enhance cortisol regulation among children at risk for neglect: Results of a randomized clinical trial. *Development and Psychopathology*, *27*, 829–841. http://dx.doi. org/10.1017/ S095457941400073X.

[15] Bernard, K., Dozier, M., Bick, J., Lewis–Morrarty, E., Lindhiem, O., & Carlson, E.(2012). Enhancing attachment organization among maltreated children:Results of a randomized clinical trial. *Child Development*, *83*, 623–636.

[16] Bernard, K., Hostinar, C. E., & Dozier, M. (2015, February). Intervention effects on diurnal cortisol rhythms of Child Protective Services–referred infants in early childhood. *JAMA Pediatrics*, *169*, 112–119. http://dx.doi.org/10.1001/jamapediatrics.2014.2369.

[17] Bernard, K., Meade, E. B., & Dozier, M. (2013). Parental synchrony and nurturance as targets in an attachment based intervention: Building upon Mary Ainsworth's insights about mother–infant interaction. *Attachment & Human Development*, *15*, 507–523. http://dx.doi.org/10.1080/14616734.2013.820920.

[18] Bernard, K., Simons, R., & Dozier, M. (2015). Effects of an attachment–based intervention on Child Protective Services–referred mothers' event–related potentials to children's emotions. *Child Development*, *86*, 1673–1684. http://dx.doi.org/10.1111/cdev.12418.

[19] Bernard, K., Zwerling, J., & Dozier, M. (2015). Effects of early adversity on young children's diurnal cortisol rhythms and externalizing behavior. *Developmental Psychobiology*, *57*, 935–947. http://dx.doi.org/10.1002/dev.21324.

[20] Bick, J., & Dozier, M. (2013). The effectiveness of an attachment–

based intervention in promoting foster mothers' sensitivity toward foster infants. *Infant Mental Health Journal, 34*, 95–103. http://dx.doi.org/10.1002/imhj.21373.

[21] Bock, J., Wainstock, T., Braun, K., & Segal, M. (2015). Stress in utero: Prenatal programming of brain plasticity and cognition. *Biological Psychiatry, 78*, 315–326.http://dx.doi.org/10.1016/j.biopsych.2015.02.036.

[22] Boggs, S., Eyberg, S., & Reynolds, L. A. (1990). Concurrent validity of the Eyberg Child Behavior Inventory. *Journal of Clinical Child Psychology, 19*, 75–78.http://dx.doi.org/10.1207/s15374424jccp1901_9.

[23] Boggs, S. R., Eyberg, S. M., Edwards, D. L., Rayfield, A., Jacobs, J., Bagner, D.,& Hood, K. K. (2005). Outcomes of parent–child interaction therapy:A comparison of treatment completers and study dropouts one to three years later. *Child & Family Behavior Therapy, 26*, 1–22. http://dx.doi.org/10.1300/J019v26n04_01.

[24] Bonanno, G. A., Westphal, M., & Mancini, A. D. (2011). Resilience to loss andpotential trauma. *Annual Review of Clinical Psychology, 7*, 511–35. http://dx.doi.org/10.1146/annurev-clinpsy-032210-104526.

[25] Borrego, J., Jr., Gutow, M. R., Reicher, S., & Barker, C. (2008). Parent–child interaction therapy with domestic violence populations. *Journal of Family Violence,23*, 495–505. http://dx.doi.org/10.1007/s10896–008–9177–4.

[26] Bosquet Enlow, M., Blood, E., & Egeland, B. (2013). Sociodemographic risk,developmental competence, and PTSD symptoms in young children exposed to interpersonal trauma in early life. *Journal of Traumatic Stress*, *26*, 686–694.http://dx.doi.org/10.1002/jts.21866.

[27] Bosquet Enlow, M., Egeland, B., Blood, E. A., Wright, R. O., & Wright, R. J. (2012).Interpersonal trauma exposure and cognitive development in children to age 8 years: A longitudinal study. *Journal of Epidemiology and Community Health,66*, 1005–1010. http://dx.doi.org/10.1136/jech–2011–200727.

[28] Bosquet Enlow, M., Egeland, B., Carlson, E., Blood, E., & Wright, R. J. (2014).Mother–infant attachment and the intergenerational transmission of posttraumatic stress disorder. *Development and Psychopathology*, *26*, 41–65. http://dx.doi.org/10.1017/S0954579413000515.

[29] Bosquet Enlow, M., King, L., Schreier, H. M., Howard, J.

M., Rosenfield, D.,Ritz, T., & Wright, R. J. (2014). Maternal sensitivity and infant autonomic and endocrine stress responses. *Early Human Development, 90*, 377–385. http://dx.doi. org/10.1016/j.earlhumdev.2014.04.007.

[30] Bowlby, J. (1988). *A secure base: Parent-child attachments and healthy human development*. New York, NY: Basic Books.

[31] Brestan, E. V., Eyberg, S. M., Boggs, S. R., & Algina, J. (1997). Parent–child interaction therapy: Parents' perceptions of untreated siblings. *Child & Family Behavior Therapy, 19*, 13–28. http://dx.doi.org/10.1300/J019v19n03_02.

[32] Bretherton, I., Oppenheim, D., Buchsbaum, H., Emde, R. N., & the MacArthur Narrative Group. (1990). *The MacArthur Story Stem Battery (MSSB)*. Unpublished manuscript, University of Wisconsin–Madison.

[33] Briggs–Gowan, M. J., Carter, A. S., & Ford, J. D. (2012). Parsing the effects violence exposure in early childhood: Modeling developmental pathways. *Journal of Pediatric Psychology, 37*, 11–22. http://dx.doi.org/10.1093/jpepsy/jsr063.

[34] Briggs–Gowan, M. J., Ford, J. D., Fraleigh, L., McCarthy, K., & Carter, A. S. (2010).Prevalence of exposure to potentially

traumatic events in a healthy birth cohort of very young children in the northeastern United States. *Journal of Traumatic Stress, 23*, 725–733.

[35] Bruce, J., Fisher, P. A., Pears, K. C., & Levine, S. (2009). Morning cortisol levels in preschool–aged foster children: Differential effects of maltreatment type.*Developmental Psychobiology, 51*, 14–23. http://dx.doi.org/10.1002/dev.20333.

[36] California Evidence–Based Clearinghouse for Child Welfare. (2016). *Welcome to the CEBC: The California Evidence-Based Clearinghouse for Child Welfare.*Retrieved from http://www. cebc4cw.org/.

[37] Calkins, S. D., & Hill, A. (2007). Caregiver influences on emerging emotion regulation:Biological and environmental transactions in early development. In J. J. Gross (Ed.), *Handbook of emotion regulation* (pp. 229–248). New York,NY: Guilford Press.

[38] Callaghan, B. L., & Tottenham, N. (2016). The neuro– environmental loop of plasticity:.

[39] A cross–species analysis of parental effects on emotion circuitry development following typical and adverse caregiving. *Neuropsychopharmacology,41*, 163–176. http://dx.doi.

org/10.1038/npp.2015.204.

[40] Carlson, E. A. (1998). A prospective longitudinal study of attachment disorganization/disorientation. *Child Development*, *69*, 1107–1128. http://dx.doi.org/10.1111/j.1467–8624.1998. tb06163.x.

[41] Caron, E. B., Bernard, K., & Dozier, M. (2016). In vivo feedback predicts behavioral change in the attachment and biobehavioral catch–up intervention. *Journal of Clinical Child and Adolescent Psychology*. Advance online publication.http://dx.doi.org/10.1080 /15374416.2016.1141359.

[42] Caron, E. B., Weston–Lee, P., Haggerty, D., & Dozier, M. (2015). Community implementation outcomes of attachment and biobehavioral catch–up. *Child Abuse and Neglect*, *53*, 128–137. http://dx.doi.org/10.1016/j.chiabu.2015.11.010.

[43] Carter, S., Osofsky, J. D., & Hann, D. M. (1991). Speaking for baby: Therapeutic interventions with adolescent mothers and their infants. *Infant Mental Health Journal*, *12*, 291–301. http://dx.doi.org/10.1002/1097–0355(199124)12:4<291:: AID–IMHJ2280120403>3.0.CO;2–3.

[44] Chadwick Center on Children and Families. (2004). *Closing*

the quality chasm in child abuse treatment: Identifying and disseminating best practices. San Diego,CA: Author.

[45] Chaffin, M., Funderburk, B., Bard, D., Valle, L. A., & Gurwitch, R. (2011). A combined motivation and parent–child interaction therapy package reduces child welfare recidivism in a randomized dismantling field trial. *Journal of Consulting and Clinical Psychology, 79,* 84–95. http://dx.doi.org/10.1037/a0021227.

[46] Chaffin, M., Silovsky, J. F., Funderburk, B., Valle, L. A., Brestan, E. V.,Balachova, T., . . . Bonner, B. L. (2004). Parent–child interaction therapy with physically abusive parents: Efficacy for reducing future abuse reports.*Journal of Consulting and Clinical Psychology, 72,* 500–510. http://dx.doi.org/10.1037/0022–006X.72.3.500.

[47] Chaffin, M., Valle, L. A., Funderburk, B., Gurwitch, R., Silovsky, J., Bard, D., . . .Kees, M. (2009). A motivational intervention can improve retention in PCIT for low–motivation child welfare clients. *Child Maltreatment, 14,* 356–368.http://dx.doi. org/10.1177/1077559509332263.

[48] Chase, R. M., & Eyberg, S. M. (2008). Clinical presentation and treatment outcome for children with comorbid externalizing and internalizing symptoms.*Journal of Anxiety Disorders, 22,* 273–

282. http://dx.doi.org/10.1016/j.janxdis.2007.03.006.

[49] Chen, C. (2014). *A hidden crisis: Findings on adverse childhood experiences in California.* Retrieved from Center for Youth Wellness website: http://www.centerforyouthwellness.org/blog/ BFRSS.

[50] Chen, M. C., Hamilton, J. P., & Gotlib, I. H. (2010). Decreased hippocampal volume in healthy girls at risk of depression. *Archives of General Psychiatry, 67,*270–276. http://dx.doi. org/10.1001/archgenpsychiatry.2009.202.

[51] Child Welfare Information Gateway. (2015). *Child abuse and neglect fatalities 2013: Statistics and interventions.* Washington, DC: U.S. Department of Health and Human Services, Children's Bureau.

[52] Cicchetti, D., & Rogosch, F. A. (2001). The impact of child maltreatment and psychopathology on neuroendocrine functioning. *Development and Psychopathology,13,* 783–804.

[53] Cicchetti, D., Rogosch, F. A., & Toth, S. L. (2006). Fostering secure attachment in infants in maltreating families through preventive interventions.*Development and Psychopathology, 18,* 623–649. http://dx.doi.org/10.1017/S0954579406060329.

[54] Cicchetti, D., Rogosch, F. A., Toth, S. L., & Sturge–Apple, M. L. (2011). Normalizing the development of cortisol regulation in maltreated infants through preventive interventions. *Development and Psychopathology*, *23*, 789–800. http://dx.doi.org/10.1017/S0954579411000307.

[55] Cicchetti, D., & Valentino, K. (2006). An ecological–transactional perspective on child maltreatment: Failure of the average expectable environment and its influence on child development. In D. Cicchetti & D. J. Cohen (Eds.), *Developmental psychopathology* (2nd ed., Vol. 3, pp. 129–201). Hoboken, NJ: Wiley.

[56] Conradt, E., Lester, B. M., Appleton, A. A., Armstrong, D. A., & Marsit, C. J.(2013). The roles of DNA methylation of NR3C1 and 11b–HSD2 and exposure to maternal mood disorder in utero on newborn neurobehavior. *Epigenetics*, *8*,1321–1329. http://dx.doi.org/10.4161/epi.26634.

[57] Courtois, C. A., & Gold, S. N. (2009). The need for inclusion of psychological trauma in the professional curriculum: A call to action. *Psychological Trauma:Theory, Research, Practice, and Policy*, *1*, 3–23.

[58] Cowell, R. A., Cicchetti, D., Rogosch, F. A., & Toth, S. L.

(2015). Childhood maltreatment and its effect on neurocognitive functioning: Timing and chronicity matter. *Development and Psychopathology, 27,* 521–533. http://dx.doi.org/10.1017/S0954579415000139.

[59] Curtiss, S. (1977). *Genie: A psycholinguistic study of a modern-day "wild child."* New York, NY: Academic Press.

[60] Cyr, C., Euser, E. M., Bakermans–Kranenburg, M. J., & van IJzendoorn, M. H.(2010). Attachment security and disorganization in maltreating and highrisk families: A series of meta–analyses. *Development and Psychopathology, 22,* 87–108. http://dx.doi.org/10.1017/S0954579409990289.

[61] Dannlowski, U., Stuhrmann, A., Beutelmann, V., Zwanzger, P., Lenzen, T.,Grotegerd, D., . . . Kugel, H. (2012). Limbic scars: Long–term consequences of childhood maltreatment revealed by functional and structural magnetic resonance imaging. *Biological Psychiatry, 71,* 286–293. http://dx.doi.org/10.1016/j.biopsych.2011.10.021.

[62] De Bellis, M. D., Hooper, S. R., Spratt, E. G., & Woolley, D. P. (2009). Neuropsychological findings in childhood neglect and their relationships to pediatric PTSD. *Journal of the*

International Neuropsychological Society, 15, 868–878.http://dx.doi.org/10.1017/S1355617709990464.

[63] DePrince, A. P., & Newman, E. (2011). The art and science of trauma–focused training and education. *Psychological Trauma: Theory, Research, Practice, and Policy, 3,* 13–14.

[64] Dierckx, B., Dieleman, G., Tulen, J. H. M., Treffers, P. D. A., Utens, E. M. W. J.,Verhulst, F. C., & Tiemeier, H. (2012). Persistence of anxiety disorders and concomitant changes in cortisol. *Journal of Anxiety Disorders, 26,* 635–641.http://dx.doi.org/10.1016/j.janxdis.2012.04.001.

[65] Doom, J. R., Cicchetti, D., & Rogosch, F. A. (2014). Longitudinal patterns of cortisol regulation differ in maltreated and nonmaltreated children. *Journal of the American Academy of Child and Adolescent Psychiatry, 53,* 1206–1215. http://dx.doi.org/10.1016/j.jaac.2014.08.006.

[66] Dozier, M., Bick, J., & Bernard, K. (2011). Attachment–based treatment for young,vulnerable children. In J. D. Osofsky (Ed.), *Clinical work with traumatized young children* (pp. 295–312). New York, NY: Guilford Press.

[67] Dozier, M., Lindhiem, O., Lewis, E., Bick, J., Bernard, K., &

Peloso, E. (2009).Effects of a foster parent training program on young children's attachment behaviors: Preliminary evidence from a randomized clinical trial. *Child & Adolescent Social Work Journal*, *26*, 321–332. http://dx.doi.org/10.1007/s10560–009–0165–1.

[68] Dozier, M., Meade, E., & Bernard, K. (2014). Attachment and biobehavioral catchup:an intervention for parents at risk of maltreating their infants and toddlers.In S. Timmer & A. Urquiza (Eds.), *Evidence-based approaches for the treatment of maltreated children* (pp. 43–59). Dordrecht, Netherlands: Springer. http://dx.doi.org/10.1007/978–94–007–7404–9_4.

[69] Dozier, M., Peloso, E., Lindhiem, O., Gordon, M. K., Manni, M., Sepulveda, S.,. . . Levine, S. (2006). Developing evidence–based interventions for foster children: An example of a randomized clinical trial with infants and toddlers. *Journal of Social Issues*, *62*, 767–785. http://dx.doi.org/10.1111/j.1540–4560.2006.00486.x.

[70] Dozier, M., Stoval, K. C., Albus, K. E., & Bates, B. (2001). Attachment for infants in foster care: The role of caregiver state of mind. *Child Development*, *72*,1467–1477. http://dx.doi.org/10.1111/1467–8624.00360.

[71] Egger, H. L., & Emde, R. N. (2011). Developmentally sensitive diagnostic criteria for mental health disorders in early childhood: The *Diagnostic and Statistical Manual of Mental Disorders—IV*, the Research Diagnostic Criteria–Preschool Age, and the Diagnostic Classification of Mental Health and Developmental Disorders of Infancy and Early Childhood–Revised. *American Psychologist, 66*,95–106. http://dx.doi.org/10.1037/a0021026.

[72] Eigsti, I. M., & Cicchetti, D. (2004). The impact of child maltreatment on expressive syntax at 60 months. *Developmental Science, 7*, 88–102. http://dx.doi.org/10.1111/j.1467-7687.2004.00325.x.

[73] Ellis, B. J., Boyce, W. T., Belsky, J., Bakermans–Kranenburg, M. J., & van IJzendoorn,M. H. (2011). Differential susceptibility to the environment: An evolutionaryneurodevelopmental theory. *Development and Psychopathology, 23*, 7–28.http://dx.doi.org/10.1017/S0954579410000611.

[74] Entringer, S., Epel, E. S., Kumsta, R., Lin, J., Hellhammer, D. H., Blackburn, E. H.,. . . Wadhwa, P. D. (2011). Stress exposure in intrauterine life is associated with shorter telomere length in young adulthood. *Proceedings of the National Academy of*

Sciences of the United States of America, 108, E513–E518. http://dx.doi.org/10.1073/pnas.1107759108.

[75] Essex, M. J., Boyce, W. T., Hertzman, C., Lam, L. L., Armstrong, J. M., Neumann,S. M., & Kobor, M. S. (2013). Epigenetic vestiges of early developmental adversity: Childhood stress exposure and DNA methylation in adolescence. *Child Development, 84*, 58–75. http://dx.doi.org/10.1111/j.1467–8624.2011.01641.x.

[76] Evans, G. W. (2004). The environment of childhood poverty. *American Psychologist,59*, 77–92. http://dx.doi. org/10.1037/0003–066X.59.2.77.

[77] Eyberg, S. (1988). Parent–child interaction therapy: Integration of traditional and behavioral concerns. *Child & Family Behavior Therapy, 10*, 33–46. http://dx.doi.org/10.1300/J019v10n01_04.

[78] Eyberg, S. M., Chase, R. M., Fernandez, M. A., & Nelson, M. M. (2014). *Dyadic parent-child interaction coding system (DPICS) clinical manual* (4th ed.).Gainesville, FL: PCIT International.

[79] Eyberg, S. M., & Pincus, D. (1999). *Eyberg Child Behavior Inventory and SutterEyberg Student Behavior Inventory-Revised.* Odessa, FL: Psychological Assessment Resources.

[80] Eyberg, S. M., & Ross, A. W. (1978). Assessment of child

behavior problems: The validation of a new inventory. *Journal of Clinical Child Psychology*, *7*, 113–116. http://dx.doi. org/10.1080/15374417809532835.

[81] Feldman, R., Singer, M., & Zagoory, O. (2010). Touch attenuates infants' physiological reactivity to stress. *Developmental Science*, *13*, 271–278. http://dx.doi.org/10.1111/j.1467–7687.2009.00890.x.

[82] Felitti, V. J., & Anda, R. F. (2010). The relationship of adverse childhood experiences to adult medical disease, psychiatric disorders and sexual behavior:Implications for healthcare. In R. A. Lanius, E. Vermetten, & C. Pain (Eds.),*The impact of early life trauma on health and disease: The hidden epidemic* (pp. 77– 87). New York, NY: Cambridge University Press. http://dx.doi. org/10.1017/CBO9780511777042.010.

[83] Felitti, V. J., Anda, R. F., Nordenberg, D., Williamson, D. F., Spitz, A. M., Edwards,V., . . . Marks, J. S. (1998). Relationship of childhood abuse and household dysfunction to many of the leading causes of death in adults: The Adverse Childhood Experiences (ACE) Study. *American Journal of Preventive Medicine*,*14*, 245–258. http://dx.doi.org/10.1016/S0749–3797(98)00017–8.

[84] Fernald, A., Marchman, V. A., & Weisleder, A. (2013). SES

differences in language processing skill and vocabulary are evident at 18 months. *Developmental Science,16,* 234–248. http://dx.doi.org/10.1111/desc.12019.

[85] Fernandez, M. A., Butler, A. M., & Eyberg, S. M. (2011). Treatment outcome for low socioeconomic status African American families in parent–child interaction therapy: A pilot study. *Child & Family Behavior Therapy, 33,* 32–48. http://dx.doi.org/10.1080/07317107.2011.545011.

[86] Finkelhor, D., Ormrod, R. K., & Turner, H. A. (2007). Poly-victimization:A neglected component in child victimization. *Child Abuse & Neglect, 31,* 7–26.http://dx.doi.org/10.1016/j.chiabu.2006.06.008.

[87] Finkelhor, D., Turner, H., Hamby, S. L., & Ormrod, R. (2011). Polyvictimization:Children's exposure to multiple types of violence, crime, and abuse. *Juvenile Justice Bulletin.* Retrieved from https://www.ncjrs.gov/pdffiles1/ojjdp/235504.pdf.

[88] Fonagy, P., Cottrell, D., Phillips, J., Bevington, D., Glaser, D., & Allison, E. (2014).*What works for whom? A critical review of treatments for children and adolescents.*New York, NY: Guilford Press.

[89] Fraiberg, S., Adelson, E., & Shapiro, V. (1975). Ghosts in the nursery: A psychoanalytic approach to the problems of impaired infant–mother relationships.*Journal of the American Academy of Child Psychiatry*, *14*, 387–421. http://dx.doi.org/10.1016/S0002–7138(09)61442–4.

[90] Franks, B. A. (2011). Moving targets: A developmental framework for understanding children's changes following disasters. *Journal of Applied Developmental Psychology*, *32*, 58–69. http://dx.doi.org/10.1016/j.appdev.2010.12.004.

[91] Fredrickson, B. L. (2004). The broaden–and–build theory of positive emotions.*Philosophical Transactions of the Royal Society of London: Series B. Biological Sciences*, *359*, 1367–1378. http://dx.doi.org/10.1098/rstb.2004.1512.

[92] Funderburk, B. W., & Eyberg, S. M. (1989). Psychometric characteristics of the Sutter–Eyberg Student Behavior Inventory: A school behavior rating scale for use with preschool children. *Behavioral Assessment*, *11*, 297–313.

[93] Gee, D. G., Gabard–Durnam, L., Telzer, E. H., Humphreys, K. L., Goff, B., Shapiro,M., . . . Tottenham, N. (2014). Maternal buffering of human amygdalaprefrontal circuitry during childhood but not

during adolescence. *Psychological Science*, *25*, 2067–2078. http://dx.doi.org/10.1177/0956797614550878.

[94] Gee, D. G., Gabard–Durnam, L. J., Flannery, J., Goff, B., Humphreys, K. L., Telzer,E. H., . . . Tottenham, N. (2013a). Early developmental emergence of human amygdala–prefrontal connectivity after maternal deprivation. *Proceedings of the National Academy of Sciences of the United States of America*, *110*, 15638–15643.http://dx.doi.org/10.1073/pnas.1307893110.

[95] Gee, D. G., Humphreys, K. L., Flannery, J., Goff, B., Telzer, E. H., Shapiro, M., . . .Tottenham, N. (2013b). A developmental shift from positive to negative connectivity in human amygdala-prefrontal circuitry. *Journal of Neuroscience*, *33*,4584–4593.

[96] Ghosh Ippen, C., Ford, J., Racusin, R., Acker, M., Bosquet, M., Rogers, K., . . . Edwards, J.(2002). *Traumatic Events Screening Inventory-Parent Report Revised*. Dartmouth,NH: National Center for PTSD Dartmouth Child Trauma Research Group.

[97] Ghosh Ippen, C., & Lewis, M. L. (2011). "They just don't get it": A diversityinformed approach to understanding engagement. In J. D. Osofsky (Ed.), *Clinical work with traumatized young children* (pp. 31–52). New York, NY: Guilford Press.

[98] Graham, A. M., Fisher, P. A., & Pfeifer, J. H. (2013). What sleeping babies hear:A functional MRI study of interparental conflict and infants' emotion processing.*Psychological Science Current Issue*, *24*, 782–789. http://dx.doi.org/10.1177/0956797612458803.

[99] Green, J. G., McLaughlin, K. A., Berglund, P. A., Gruber, M. J., Sampson, N. A.,Zaslavsky, A. M., & Kessler, R. C. (2010). Childhood adversities and adult psychiatric disorders in the national comorbidity survey replication I: Associations with first onset of *DSM-IV* disorders. *Archives of General Psychiatry*, *67*,113–123. http://dx.doi.org/10.1001/archgenpsychiatry.2009.186.

[100] Gross, J. J. (2013). Emotion regulation: Taking stock and moving forward. *Emotion*,*13*, 359–365. http://dx.doi.org/10.1037/a0032135.

[101] Groves, B. M., Zuckerman, B., Marans, S., & Cohen, D. J. (1993, January 13).Silent victims: Children who witness violence. *JAMA*, *269*, 262–264. http://dx.doi.org/10.1001/jama.1993.03500020096039.

[102] Gunnar, M., & Quevedo, K. (2007). The neurobiology of stress

and development.*Annual Review of Psychology*, *58*, 145–173. http://dx.doi.org/10.1146/annurev.psych.58.110405.085605.

[103] Hakman, M., Chaffin, M., Funderburk, B., & Silovsky, J. F. (2009). Change trajectories for parent–child interaction sequences during parent–child interaction therapy for child physical abuse. *Child Abuse & Neglect*, *33*, 461–470. http://dx.doi.org/10.1016/j.chiabu.2008.08.003.

[104] Halle, T., Forry, N., Hair, E., Perper, K., Wandner, L., Wessel, J., & Vick, J. (2009).*Disparities in early learning and development: Lessons from the Early Childhood Longitudinal Study-Birth Cohort (ECLS-B)*. Washington, DC: Child Trends. Hamby, S., Finkelhor, D., Turner, H., & Ormrod, R. (2011). Children's exposure to intimate partner violence and other family violence. *Juvenile Justice Bulletin*.Retrieved from https://www.ncjrs.gov/pdffiles1/ojjdp/232272.pdf.

[105] Hancock, K. J., Mitrou, F., Shipley, M., Lawrence, D., & Zubrick, S. R. (2013).A three generation study of the mental health relationships between grandparents,parents and children. *BMC Psychiatry*, *13*, 299. http://dx.doi.org/10.1186/1471–244X–13–299.

[106] Hanf, C. (1969, June). *A two-stage program for modifying maternal controlling during mother-child (M-C) interaction.* Paper presented at the Western Psychological Association Meeting, Vancouver, Canada.

[107] Hart, B. B., & Risley, T. R. (2003). The early catastrophe: The 30 million word gap.*American Educator*, *27*, 4–9.

[108] Hayes, L. J., Goodman, S. H., & Carlson, E. (2013). Maternal antenatal depression and infant disorganized attachment at 12 months. *Attachment & Human Development*, *15*, 133–153. http://dx.doi.org/10.1080/14616734.2013.743256.

[109] Health Federation of Philadelphia. (2016). *The Philadelphia Urban ACE Study.* Retrieved from http://www.instituteforsafefamilies.org/philadelphia–urban–ace–study.

[110] Hesse, E., & Main, M. (1999). Second–generation effects of unresolved trauma in nonmaltreating parents: Dissociated, frightened, and threatening parental behavior. *Psychoanalytic Inquiry*, *19*, 481–540. http://dx.doi.org/10.1080/07351699909534265.

[111] Hodel, A. S., Hunt, R. H., Cowell, R. A., Van Den Heuvel, S. E., Gunnar, M. R.,& Thomas, K. M. (2015). Duration of early adversity and structural brain development in post–

institutionalized adolescents. *NeuroImage, 105,* 112–119.http://
dx.doi.org/10.1016/j.neuroimage.2014.10.020.

[112] Hood, K. K., & Eyberg, S. M. (2003). Outcomes of parent–
child interaction therapy:Mothers' reports of maintenance three
to six years after treatment. *Journal of Clinical Child and
Adolescent Psychology, 32,* 419–429. http://dx.doi.org/10.1207/
S15374424JCCP3203_10.

[113] Howard, M. L., & Tener, R. R. (2008). Children who have
been traumatized: One court's response. *Juvenile & Family
Court Journal, 59,* 21–34. http://dx.doi.org/10.1111/j.1755–
6988.2008.00019.x.

[114] Hughes, C. H., & Ensor, R. A. (2009). How do families help
or hinder the emergence of early executive function? *New
Directions in Child and Adolescent Development, 123,* 35–50.

[115] Humphreys, K. L., & Zeanah, C. H. (2015). Deviations from
the expectable environment in early childhood and emerging
psychopathology. *Neuropsychopharmacology,40,* 154–170.
http://dx.doi.org/10.1038/npp.2014.165.

[116] Isaksson, J., Nilsson, K. W., Nyberg, F., Hogmark, A., &
Lindblad, F. (2012).Cortisol levels in children with attention–

deficit/hyperactivity disorder.*Journal of Psychiatric Research, 46,* 1398–1405. http://dx.doi.org/10.1016/j.jpsychires.2012.08.021.

[117] Jaffee, S. R., Bowes, L., Ouellet–Morin, I., Fisher, H. L., Moffitt, T. E., Merrick,M. T., & Aresenault, L. (2013). Safe, stable, nurturing relationships break the intergenerational cycle of abuse: A prospective nationally representative cohort of children in the United Kingdom. *Journal of Adolescent Health, 53,*S4–S10. http://dx.doi.org/10.1016/j.jadohealth.2013.04.007.

[118] Jaffee, S. R., McFarquhar, T., Stevens, S., Ouellet–Morin, I., Melhuish, E., & Belsky, J.(2015). Interactive effects of early and recent exposure to stressful contexts on cortisol reactivity in middle childhood. *Journal of Child Psychology and Psychiatry,56,* 138–146. http://dx.doi.org/10.1111/jcpp.12287.

[119] Jedd, K., Hunt, R. H., Cicchetti, D., Hunt, E., Cowell, R. A., Rogosch, F. A., . . .Thomas, K. M. (2015). Long–term consequences of childhood maltreatment:Altered amygdala functional connectivity. *Development and Psychopathology,27,* 1577–1589. http://dx.doi.org/10.1017/S0954579415000954.

[120] Kendall–Tackett, K. (2002). The health effects of childhood

abuse: Four pathways by which abuse can influence health. *Child Abuse & Neglect, 26,* 715–729.http://dx.doi.org/10.1016/ S0145–2134(02)00343–5.

[121] Knudsen, E. I., Heckman, J. J., Cameron, J. L., & Shonkoff, J. P. (2006). Economic,neurobiological, and behavioral perspectives on building America's future workforce. *Proceedings of the National Academy of Sciences of the United States of America, 103,* 10155–10162. http://dx.doi.org/10.1073/pnas.0600888103.

[122] Ko, S. J., Ford, J. D., Kassam–Adams, N., Berkowitz, S. J., Wilson, C., Wong, M., . . .Layne, C. M. (2008). Creating trauma– informed systems: Child welfare,education, first responders, health care, juvenile justice. *Professional Psychology:Research and Practice, 39,* 396–404. http://dx.doi.org/10.1037/0735– 7028.39.4.396.

[123] Kochanska, G. (2001). Emotional development in children with different attachment histories: The first three years. *Child Development, 72,* 474–490. http://dx.doi.org/10.1111/1467– 8624.00291.

[124] Kuhlman, K. R., Geiss, E. G., Vargas, I., & Lopez–Duran, N. L. (2015). Differential associations between childhood

trauma subtypes and adolescent HPA−axis functioning. *Psychoneuroendocrinology*, *54*, 103−114. http://dx.doi. org/10.1016/j.psyneuen.2015.01.020.

[125] Landreth, G. L. (1983). Play therapy in elementary school settings. In C. E. Schaefer & K. J. O'Connor (Eds.), *Handbook of play therapy* (pp. 200−212). New York, NY:Wiley.

[126] Langevin, R., H é bert, M., & Cossette, L. (2015). Emotion regulation as a mediator of the relation between sexual abuse and behavior problems in preschoolers.

[127] *Child Abuse & Neglect, 46*, 16−26. http://dx.doi.org/10.1016/ j.chiabu.2015.02.001 Lanier, P., Kohl, P. L., Benz, J., Swinger, D., & Drake, B. (2014). Preventing maltreatment with a community−based implementation of parent−child interaction therapy. *Journal of Child and Family Studies*, *23*, 449−460. http://dx.doi.org/10.1007/s10826−012−9708−8.

[128] Lansford, J. E., Sharma, C., Malone, P. S., Woodlief, D., Dodge, K. A., Oburu, P., . . .Di Giunta, L. (2014). Corporal punishment, maternal warmth, and child adjustment: A longitudinal study in eight countries. *Journal of Clinical Child and Adolescent Psychology*, *43*, 670−685. http://dx.doi.org/10.1080/15374416.2

014.893518.

[129] LeMoult, J., Chen, M. C., Foland–Ross, L. C., Burley, H. W., & Gotlib, I. H. (2015).Concordance of mother–daughter diurnal cortisol production: Understanding the intergenerational transmission of risk for depression. *Biological Psychology,108*, 98–104. http://dx.doi.org/10.1016/j.biopsycho.2015.03.019.

[130] Leung, C., Tsang, S., Heung, K., & You, I. (1999). Effectiveness of parent–child interaction therapy (PCIT) in Hong Kong. *Research on Social Work Practice,19*, 304–313. http://dx.doi.org/10.1177/1049731508321713.

[131] Lewis, M., & Ghosh Ippen, C. (2004). Rainbow of tears, souls full of hope: Cultural issues related to young children and trauma. In J. D. Osofsky (Ed.), *Young children and trauma: Intervention and treatment* (pp. 11–46). New York, NY:Guilford Press.

[132] Lewis–Morrarty, E., Dozier, M., Bernard, K., Terracciano, S. M., & Moore, S. V.(2012). Cognitive flexibility and theory of mind outcomes among foster children:Preschool follow–up results of a randomized clinical trial. *Journal of Adolescent Health, 51*, S17–S22. http://dx.doi.org/10.1016/j.jadohealth.2012.05.005.

[133] Lieberman, A. F. (1990). Culturally sensitive interventions

in children and families. *Child and Adolescent Social Work Journal*, 7, 101–120. http://dx.doi.org/10.1007/BF00757648.

[134] Lieberman, A. F., Ghosh Ippen, C., & Van Horn, P. (2006). Child–parent psychotherapy:6–month follow–up of a randomized controlled trial. *Journal of the American Academy of Child & Adolescent Psychiatry*, 45, 913–918. http://dx.doi. org/10.1097/01.chi.0000222784.03735.92.

[135] Lieberman, A. F., Ghosh Ippen, C., & Van Horn, P. (2015). *Don't hit my mommy!A manual for child-parent psychotherapy with young children exposed to violence and other trauma* (2nd ed.). Washington, DC: ZERO TO THREE.

[136] Lieberman, A. F., Padron, E., Van Horn, P., & Harris, W. W. (2005). Angels in the nursery: The intergenerational transmission of benevolent parental influences.*Infant Mental Health Journal*, 26, 504–520. http://dx.doi.org/10.1002/imhj.20071 Lieberman, A. F., & Van Horn, P. (2005). *Don't hit my mommy! A manual for child-parent psychotherapy with young witnesses of family violence*. Washington, DC:ZERO TO THREE.

[137] Lieberman, A. F., & Van Horn, P. (2008). *Psychotherapy with infants and young children: Repairing the effects of stress and*

trauma on early attachment. New York, NY: Guilford Press.

[138] Lieberman, A. F., Van Horn, P., & Ghosh Ippen, C. (2005). Toward evidence-based treatment: Child-parent psychotherapy with preschoolers exposed to marital violence. *Journal of the American Academy of Child & Adolescent Psychiatry, 44,*1241-1248. http://dx.doi.org/10.1097/01. chi.0000181047.59702.58.

[139] Lieberman, A. F., Weston, D. R., & Pawl, J. H. (1991). Preventive intervention and outcome with anxiously attached dyads. *Child Development, 62,* 199-209.http://dx.doi. org/10.2307/1130715.

[140] Lind, T., Bernard, K., Ross, E., & Dozier, M. (2014). Intervention effects on negative affect of CPS-referred children: Results of a randomized clinical trial.*Child Abuse & Neglect, 38,* 1459-1467. http://dx.doi.org/10.1016/j.chiabu.2014.04.004.

[141] Luby, J., Belden, A., Botteron, K., Marrus, N., Harms, M. P., Babb, C., . . . Barch, D.(2013, December). The effects of poverty on childhood brain development:The mediating effect of caregiving and stressful life events. *JAMA Pediatrics,167,* 1135-1142. http://dx.doi.org/10.1001/jamapediatrics.2013.3139.

[142] Lupien, S. J., Parent, S., Evans, A. C., Tremblay, R. E., Zelazo, P. D., Corbo, V., . . .Séguin, J. R. (2011). Larger amygdala but no change in hippocampal volume in 10–year–old children exposed to maternal depressive symptomatology since birth. *Proceedings of the National Academy of Sciences of the United States of America, 108*, 14324–14329. http://dx.doi.org/10.1073/pnas.1105371108.

[143] Lyons–Ruth, K., & Block, D. (1996). The disturbed caregiving system: Relations among childhood trauma, maternal caregiving, and infant affect and attachment.*Infant Mental Health Journal, 17*, 257–275. http://dx.doi.org/10.1002/(SICI)1097–0355(199623)17:3<257::AID–IMHJ5>3.0.CO;2–L.

[144] Masten, A. S., Narayan, A. J., Silverman, W. K., & Osofsky, J. D. (2015). Children in war and disaster. In R. M. Lerner (Ed.), *Handbook of child psychology and developmental science: Vol. 4. Ecological settings and processes in developmental systems* (7th ed., pp. 704–745). New York, NY: Wiley. http://dx.doi.org/10.1002/9781118963418.childpsy418.

[145] Masten, A. S., & Osofsky, J. D. (2010). Disasters and their impact on child development: Introduction to the special section.

Child Development, 81, 1029–1039.http://dx.doi.org/10.1111/ j.1467–8624.2010.01452.x.

[146] Masten, A. S., & Tellegen, A. (2012). Resilience in developmental psychopathology:Contributions of the Project Competence Longitudinal Study. *Development and Psychopathology, 24*, 345–361. http://dx.doi.org/10.1017/ S095457941200003X.

[147] Maughan, A., & Cicchetti, D. (2002). Impact of child maltreatment and interadult violence on children's emotion regulation abilities and socioemotional adjustment. *Child Development, 73*, 1525–1542. http://dx.doi.org/10.1111/1467– 8624.00488.

[148] McCabe, K. M., Yeh, M., Garland, A. F., Lau, A. S., & Chavez, G. (2005). The GANA program: A tailoring approach to adapting parent–child interaction therapy for Mexican Americans. *Education & Treatment of Children, 2*, 111–129.

[149] McCrory, E., De Brito, S. A., & Viding, E. (2010). Research review: The neurobiology and genetics of maltreatment and adversity. *Journal of Child Psychology and Psychiatry, 51*, 1079–1095. http://dx.doi.org/10.1111/j.1469–7610.2010.02271.x.

[150] McEwen, B. S., Gray, J. D., & Nasca, C. (2015). Recognizing resilience: Learning from the effects of stress on the brain. *Neurobiology of Stress*, *1*, 1–11. http://dx.doi.org/10.1016/ j.ynstr.2014.09.001.

[151] McEwen, B. S., & Wingfield, J. C. (2003). The concept of allostasis in biology and biomedicine. *Hormones and Behavior*, *43*, 2–15. http://dx.doi.org/10.1016/S0018–506X(02)00024–7.

[152] McLaughlin, K. A., Sheridan, M. A., Tibu, F., Fox, N. A., Zeanah, C. H., & Nelson,C. A., III. (2015). Causal effects of the early caregiving environment on development of stress response systems in children. *Proceedings of the National Academy of Sciences of the United States of America*, *112*, 5637–5642. http://dx.doi.org/10.1073/pnas.1423363112.

[153] McNeil, C. B., Eyberg, S. M., Hembree Eisenstadt, T. H., Newcomb, K., & Funderburk, B. (1991). Parent–child interaction therapy with behavior problem children: Generalization of treatment effects to the school setting.*Journal of Clinical Child Psychology*, *20*, 140–151. http://dx.doi.org/10.1207/ s15374424jccp2002_5.

[154] McNeil, C. B., & Hembree–Kigin, T. L. (2010). *Parent-child*

interaction therapy.New York, NY: Springer. http://dx.doi.org/10.1007/978–0–387–88639–8.

[155] McNeil, C. B., Herschell, A. D., Gurwitch, R. H., & Clemens–Mowrer, L. (2005).Training foster parents in parent–child interaction therapy. *Education &Treatment of Children, 26*, 182–196.

[156] Meade, E. B., Dozier, M., & Bernard, K. (2014). Using video feedback as a tool in training parent coaches: Promising results from a single–subject design.*Attachment & Human Development, 16*, 356–370. http://dx.doi.org/10.1080/14616734.2014.912488.

[157] Mehta, M. A., Golembo, N. I., Nosarti, C., Colvert, E., Mota, A., Williams, S. C., . . .Sonuga–Barke, E. J. (2009). Amygdala, hippocampal and corpus callosum size following severe early institutional deprivation: The English and Romanian Adoptees Study pilot. *Journal of Child Psychology and Psychiatry, 50*, 943–951.http://dx.doi.org/10.1111/j.1469–7610.2009.02084.x.

[158] Mersky, J. P., Topitzes, J., Janczewski, C. E., & McNeil, C. B. (2015). Enhancing foster parent training with parent–child interaction therapy: Evidence from a randomized field experiment. *Journal of the Society for Social Work and Research, 6*, 591–616. http://dx.doi.org/10.1086/684123.

[159] Mikulincer, M., Shaver, P., & Pereg, D. (2003). Attachment theory and affect regulation:The dynamics, development, and cognitive consequences of attachmentrelated strategies. *Motivation and Emotion, 27,* 77–102. http://dx.doi.org/10.1023/A:1024515519160.

[160] Miller, F. G. (2009). The randomized controlled trial as a demonstration project:An ethical perspective. *The American Journal of Psychiatry, 166,* 743–745.http://dx.doi.org/10.1176/appi.ajp.2009.09040538.

[161] Miller, W. R., & Rollnick, S. (1991). *Motivational interviewing: Preparing people to change addictive behavior.* New York, NY: Guilford Press.

[162] Millum, J., & Emanuel, E. J. (2007, December 21). The ethics of international research with abandoned children. *Science, 318,* 1874–1875. http://dx.doi.org/10.1126/science.1153822.

[163] National Scientific Council on the Developing Child. (2011). *Building the brain's"air traffic control" system: How early experiences shape the development of executive function.* Retrieved from http://developingchild.harvard.edu/resources/building-the-brains-air-traffic-control-system-how-early-

experiences–shapethe–development–of–executive–function/.

[164] National Scientific Council on the Developing Child. (2012). *The science of neglect:The persistent absence of responsive care disrupts the developing brain.* Retrieved from http:// developingchild.harvard.edu/resources/the–science–of–neglect– the–persistent–absence–of–responsive–care–disrupts–the– developing–brain/.

[165] Nelson, C. A., Fox, N. A., & Zeanah, C. H. (2014). *Romania's abandoned children: Deprivation, brain development and the struggle for recovery.*Cambridge, MA: Harvard University Press. http://dx.doi.org/10.4159/harvard.9780674726079.

[166] Nixon, R. D. V., Sweeney, L., Erickson, D. B., & Touyz, S. W. (2003). Parent–child interaction therapy: A comparison of standard and abbreviated treatments for oppositional defiant preschoolers. *Journal of Consulting and Clinical Psychology,71,* 251–260. http://dx.doi. org/10.1037/0022–006X.71.2.251.

[167] Ondersma, S. J. (2002). Predictors of neglect within low– SES families: The importance of substance abuse. *American Journal of Orthopsychiatry, 72,* 383–391.http://dx.doi. org/10.1037/0002–9432.72.3.383.

[168] Osofsky, J. D. (1995). The effects of exposure to violence on young children.*American Psychologist, 50*, 782–788. http://dx.doi.org/10.1037/0003–066X.50.9.782.

[169] Osofsky, J. D. (2011). *Clinical work with traumatized young children*. New York,NY: Guilford Press.

[170] Osofsky, J. D. (2016). Infant mental health. In J. Norcross, M. Domenech–Rodriguez,& D. Freedheim (Eds.), *APA handbook of clinical psychology* (pp. 43–58). Washington,DC: American Psychological Association.

[171] Osofsky, J. D., Cohen, G., & Drell, M. (1995). The effects of trauma on young children:A case of 2–year–old twins. *The International Journal of Psychoanalysis,76*, 595–607.

[172] Osofsky, J. D., Drell, M. J., Osofsky, H. J., Hansel, T. C., & Williams, A. (2016).Infant mental health training for child and adolescent psychiatry: A comprehensive model. *Academic Psychiatry*. Advance online publication. http://dx.doi.org/10.1007/s40596–016–0609–9.

[173] Osofsky, J. D., & Lieberman, A. F. (2011). A call for integrating a mental health perspective into systems of care for abused and neglected infants and young children.*American Psychologist,*

66, 120–128. http://dx.doi.org/10.1037/a0021630.

[174] Osofsky, J. D., & Weatherston, D. J. (Eds.). (2016). Advances in reflective supervision and consultation: Pushing boundaries and integrating new ideas into training and practice [Special issue]. *Infant Mental Health Journal, 37.*

[175] Pat–Horenczyk, R., Cohen, S., Ziv, Y., Achituv, M., Asulin–Peretz, L., Blanchard,T.R., . . . Brom, D. (2015). Emotion regulation in mothers and young children .

[176] faced with trauma. *Infant Mental Health Journal, 36*, 337–348. http://dx.doi.org/10.1002/imhj.21515.

[177] Patterson, G. R. (1982). *Coercive family process.* Eugene, OR: Castalia.

[178] Pears, K. C., & Capaldi, D. M. (2001). Intergenerational transmission of abuse:A two–generational prospective study of an at–risk sample. *Child Abuse & Neglect, 25*, 1439–1461. http://dx.doi.org/10.1016/S0145–2134(01)00286–1.

[179] Pechtel, P., & Pizzagalli, D. A. (2011). Effects of early life stress on cognitive and affective function: An integrated review of human literature. *Psychopharmacology,214*, 55–70. http://dx.doi.org/10.1007/s00213–010–2009–2.

[180] Perry, B. D., & Pollard, R. (1997, October). *Altered brain development following global neglect*. Paper presented at the meeting of the Society for Neuroscience,New Orleans, LA.

[181] Rhoades, B. L., Greenberg, M. T., Lanza, S. T., & Blair, C. (2011). Demographic and familial predictors of early executive function development: Contribution of a person−centered perspective. *Journal of Experimental Child Psychology,108*, 638–662. http://dx.doi.org/10.1016/j.jecp.2010.08.004.

[182] Rid, A. (2012). When is research socially valuable? Lessons from the Bucharest Early Intervention Project: Commentary on a case study in the ethics of mental health research. *Journal of Nervous and Mental Disease, 200*, 248–249.http://dx.doi.org/10.1097/NMD.0b013e318247d124.

[183] Rifkin−Graboi, A., Kong, L., Sim, L. W., Sanmugam, S., Broekman, B. F. P., Chen,H., . . . Qiu, A. (2015). Maternal sensitivity, infant limbic structure volume and functional connectivity: A preliminary study. *Translational Psychiatry, 5*, e668.http://dx.doi.org/10.1038/tp.2015.133.

[184] Roben, C. K. P., Dozier, M., Caron, E. B., & Bernard, K. (in press). Moving an evidence−based parenting program into the

community. *Child Development.*

[185] Roberts, A. L., Chen, Y., Slopen, N., McLaughlin, K. A., Koenen, K. C., & Austin, S. B. (2015). Maternal experience of abuse in childhood and depressive symptoms in adolescent and adult offspring: A 21-year longitudinal study. *Depression and Anxiety, 32,* 709–719. http://dx.doi.org/10.1002/da.22395.

[186] Schuhmann, E. M., Foote, R. C., Eyberg, S. M., Boggs, S. R., & Algina, J. (1998).Efficacy of parent-child interaction therapy: Interim report of a randomized trial with short-term maintenance. *Journal of Clinical Child Psychology, 27,*34–45. http://dx.doi.org/10.1207/s15374424jccp2701_4.

[187] Shalev, I., Entringer, S., Wadhwa, P. D., Wolkowitz, O. M., Puterman, E., Lin, J.,& Epel, E. S. (2013). Stress and telomere biology: A lifespan perspective. *Psychoneuroendocrinology,38,* 1835–1842. http://dx.doi.org/10.1016/j.psyneuen.2013.03.010.

[188] Shonkoff, J. P., Garner, A. S., Committee on Psychosocial Aspects of Child and Family Health, Committee on Early Childhood, Adoption, and Dependent Care, Section on Developmental and Behavioral Pediatrics, Siegel, B. S., . . . Wood, D. L. (2012). The lifelong effects of early childhood

adversity and toxic stress. *Pediatrics, 129,* e232–e246. http://dx.doi.org/10.1542/peds.2011–2663.

[189] Snyder, H. N. (2000). *Sexual assault of young children as reported to law enforcement: Victim, incident, and offender characteristics.* Retrieved from https://www.bjs.gov/content/pub/pdf/saycrle.pdf.

[190] Solomon, M., Ono, M., Timmer, S., & Goodlin–Jones, B. (2008). The effectiveness of parent–child interaction therapy for families of children on the autism spectrum. *Journal of Autism and Developmental Disorders, 38,* 1767–1776.http://dx.doi.org/10.1007/s10803–008–0567–5.

[191] Stoltenborgh, M., Bakermans–Kranenburg, M. J., Alink, L. R. A., & van IJzendoorn,M. H. (2012). The universality of childhood emotional abuse: A meta–analysis of worldwide prevalence. *Journal of Aggression, Maltreatment & Trauma, 21,*870–890. http://dx.doi.org/10.1080/10926771.2012.708014.

[192] Stoltenborgh, M., Bakermans–Kranenburg, M. J., & van IJzendoorn, M. H.(2013). The neglect of child neglect: A meta–analytic review of the prevalence of neglect. *Social Psychiatry and Psychiatric Epidemiology, 48,* 345–355. http://dx.doi.org/10.1007/s00127–012–0549–y.

[193] Stovall, K. C., & Dozier, M. (2000). The development of attachment in new relationships:Single subject analyses for 10 foster infants. *Development and Psychopathology,12*, 133–156. http://dx.doi.org/10.1017/S0954579400002029.

[194] Stronach, E. P., Toth, S. L., Rogosch, F., & Cicchetti, D. (2013). Preventive interventions and sustained attachment security in maltreated children.*Development and Psychopathology, 25*, 919–930. http://dx.doi.org/10.1017/S0954579413000278.

[195] Teicher, M. H., & Samson, J. A. (2016). Annual research review: Enduring neurobiological effects of childhood abuse and neglect. *Journal of Child Psychology and Psychiatry, 57*, 241–266. http://dx.doi.org/10.1111/jcpp.12507.

[196] Thomas, R., & Zimmer–Gembeck, M. J. (2011). Accumulating evidence for parent–child interaction therapy in the prevention of child maltreatment.*Child Development, 82*, 177–192. http://dx.doi.org/10.1111/j.1467–8624.2010.01548.x.

[197] Thomas, R., & Zimmer–Gembeck, M. J. (2012). Parent–child interaction therapy:An evidence–based treatment for child maltreatment. *Child Maltreatment, 17,*253–266. http://dx.doi.org/10.1177/1077559512459555.

[198] Timmer, S. G., Urquiza, A. J., & Zebell, N. (2006). Challenging foster caregivermaltreated child relationships: The effectiveness of parent–child interaction therapy. *Children and Youth Services Review*, *28*, 1–19. http://dx.doi.org/10.1016/j.childyouth.2005.01.006.

[199] Timmer, S. G., Urquiza, A. J., Zebell, N. M., & McGrath, J. M. (2005). Parent–child interaction therapy: Application to maltreating parent–child dyads.*Child Abuse & Neglect*, *29*, 825–842. http://dx.doi.org/10.1016/j.chiabu.2005.01.003.

[200] Timmer, S. G., Ware, L. M., Urquiza, A. J., & Zebell, N. M. (2010). The effectiveness of parent–child interaction therapy for victims of interparental violence. *Violence and Victims*, *25*, 486–503. http://dx.doi.org/10.1891/0886–6708.25.4.486.

[201] Toth, S. L., & Cicchetti, D. (2013). A developmental psychopathology perspective on child maltreatment. *Child Maltreatment*, *18*, 135–139. http://dx.doi.org/10.1177/1077559513500380.

[202] Toth, S. L., Maughan, A., Manly, J. T., Spagnola, M., & Cicchetti, D. (2002).The relative efficacy of two interventions in altering maltreated preschool children's representational models: Implications for attachment theory.*Development and*

Psychopathology, *14*, 877–908. http://dx.doi.org/10.1017/S095457940200411X.

[203] Toth, S. L., Rogosch, F. A., Manly, J. T., & Cicchetti, D. (2006). The efficacy of toddler–parent psychotherapy to reorganize attachment in the young offspring of mothers with major depressive disorder: A randomized preventive trial. *Journal of Consulting and Clinical Psychology*, *74*, 1006–1016. http://dx.doi.org/10.1037/0022–006X.74.6.1006.

[204] Tottenham, N., Hare, T. A., Quinn, B. T., McCarry, T. W., Nurse, M.,Gilhooly, T., . . . Casey, B. J. (2010). Prolonged institutional rearing is associated with atypically large amygdala volume and difficulties in emotion regulation. *Developmental Science*, *13*, 46–61. http://dx.doi.org/10.1111/j.1467–7687.2009.00852.x.

[205] Tronick, E., Als, H., Adamson, L., Wise, S., & Brazelton, B. (1978). The infant's response to entrapment between contradictory messages in face–to–face interaction.*Journal of the American Academy of Child Psychiatry*, *17*, 1–13. http://dx.doi.org/10.1016/S0002–7138(09)62273–1.

[206] Tronick, E., & Beeghly, M. (2011). Infants' meaning–making and the development of mental health problems. *American*

Psychologist, 66, 107–119. http://dx.doi.org/10.1037/a0021631.

[207] UC Davis Children's Hospital. (2016). *PCIT web course.* Retrieved from http://pcit.ucdavis.edu/pcit–web–course/.

[208] Urquiza, A. J., & McNeil, C. B. (1996). Parent–child interaction therapy: An intensive dyadic intervention for physically abusive families. *Child Maltreatment, 1*,134–144. http://dx.doi.org/10.1 177/1077559596001002005.

[209] Urquiza, A. J., & Timmer, S. G. (2014). Parent–child interaction therapy for maltreated children. In S. G. Timmer & A. J. Urquiza (Eds.), *Evidence-based approaches for the treatment of maltreated children* (pp. 123–144). New York,NY: Springer. http://dx.doi.org/10.1007/978–94–007–7404–9_8.

[210] U.S. Department of Health and Human Services, Administration for Children and Families, Administration on Children, Youth and Families, Children's Bureau.(2015). *Child maltreatment 2013.* Retrieved from http://www.acf.hhs.gov/programs/cb/research–data–technology/statistics–research/child–maltreatment.

[211] Vachon, D. D., Krueger, R. F., Rogosch, F. A., & Cicchetti, D. (2015, November).Assessment of the harmful psychiatric and behavioral effects of different forms of child maltreatment.

JAMA Psychiatry, 72, 1135–1142. http://dx.doi.org/10.1001/jamapsychiatry.2015.1792.

[212] Van den Bergh, B. R. H. (2011). Developmental programming of early brain and behaviour development and mental health: A conceptual framework. *Developmental Medicine and Child Neurology, 53*, 19–23. http://dx.doi.org/10.1111/j.1469-8749.2011.04057.x.

[213] van IJzendoorn, M. H. (1995). Adult attachment representations, parental responsiveness, and infant attachment: A meta-analysis on the predictive validity of the Adult Attachment Interview. *Psychological Bulletin, 117*,387–403. http://dx.doi.org/10.1037/0033-2909.117.3.387.

[214] van IJzendoorn, M. H., Schuengel, C., & Bakermans-Kranenburg, M. J. (1999). Disorganized attachment in early childhood: Meta–analysis of precursors,concomitants, and sequelae. *Development and Psychopathology, 11*, 225–250. http://dx.doi.org/10.1017/S0954579499002035.

[215] Votruba–Drzal, E., Miller, P., & Coley, R. L. (2016). Poverty, urbanicity, and children's development of early academic skills. *Child Development Perspectives,10*, 3–9. http://dx.doi.

org/10.1111/cdep.12152.

[216] Wagner, S. (2010). Research on PCIT. In C. B. McNeil & T. L. Hembree–Kigin (Eds.), *Parent-child interaction therapy* (pp. 17–29). New York, NY: Springer.

[217] Ware, L., & Herschell, A. (2010). Child physical abuse. In C. B. McNeil & T. L.Hembree–Kigin (Eds.), *Parent-child interaction therapy* (pp. 255–284). New York, NY: Springer.

[218] Waters, S. F., West, T. V., & Mendes, W. B. (2014). Stress contagion: Physiological covariation between mothers and infants. *Psychological Science*, *25*, 934–942.http://dx.doi.org/10.1177/0956797613518352.

[219] Weems, C. F., & Carrion, V. G. (2007). The association between PTSD symptoms and salivary cortisol in youth: The role of time since the trauma. *Journal of Traumatic Stress*, *20*, 903–907. http://dx.doi.org/10.1002/jts.20251.

[220] Welsh, J. A., Nix, R. L., Blair, C., Bierman, K. L., & Nelson, K. E. (2010). The development of cognitive skills and gains in academic school readiness for children from low–income families. *Journal of Educational Psychology*, *102*, 43–53.http://dx.doi.org/10.1037/a0016738.

[221] Widom, C. S. (1989). Does violence beget violence? A critical examination of the literature. *Psychological Bulletin, 106*, 3–28. http://dx.doi.org/10.1037/0033–2909.106.1.3.

[222] Wilson, S. R., Rack, J. J., Shi, X., & Norris, A. M. (2008). Comparing physically abusive, neglectful, and non–maltreating parents during interactions with their children: A meta–analysis of observational studies. *Child Abuse & Neglect,32*, 897–911. http://dx.doi.org/10.1016/j.chiabu.2008.01.003.

[223] Zeanah, C. H., Fox, N. A., & Nelson, C. A. (2012). The Bucharest Early Intervention Project: Case study in the ethics of mental health research. *Journal of Nervous and Mental Disease, 200*, 243–247. http://dx.doi.org/10.1097/NMD.0b013e318247d275.

[224] ZERO TO THREE. (2005). *DC: 0-3R: Diagnostic classification of mental health and developmental disorders of infancy and early childhood* (Rev.). Washington,DC: Author.

[225] ZERO TO THREE. (2012). *Frequently asked questions about brain development.*Retrieved from https://www.zerotothree.org/resources/series/frequentlyasked–questions–about–brain–development.